かたおか気象予報士の

毎朝10秒！ 楽しく「お天気ストレッチ」

片岡信和　テレビ朝日「羽鳥慎一モーニングショー」

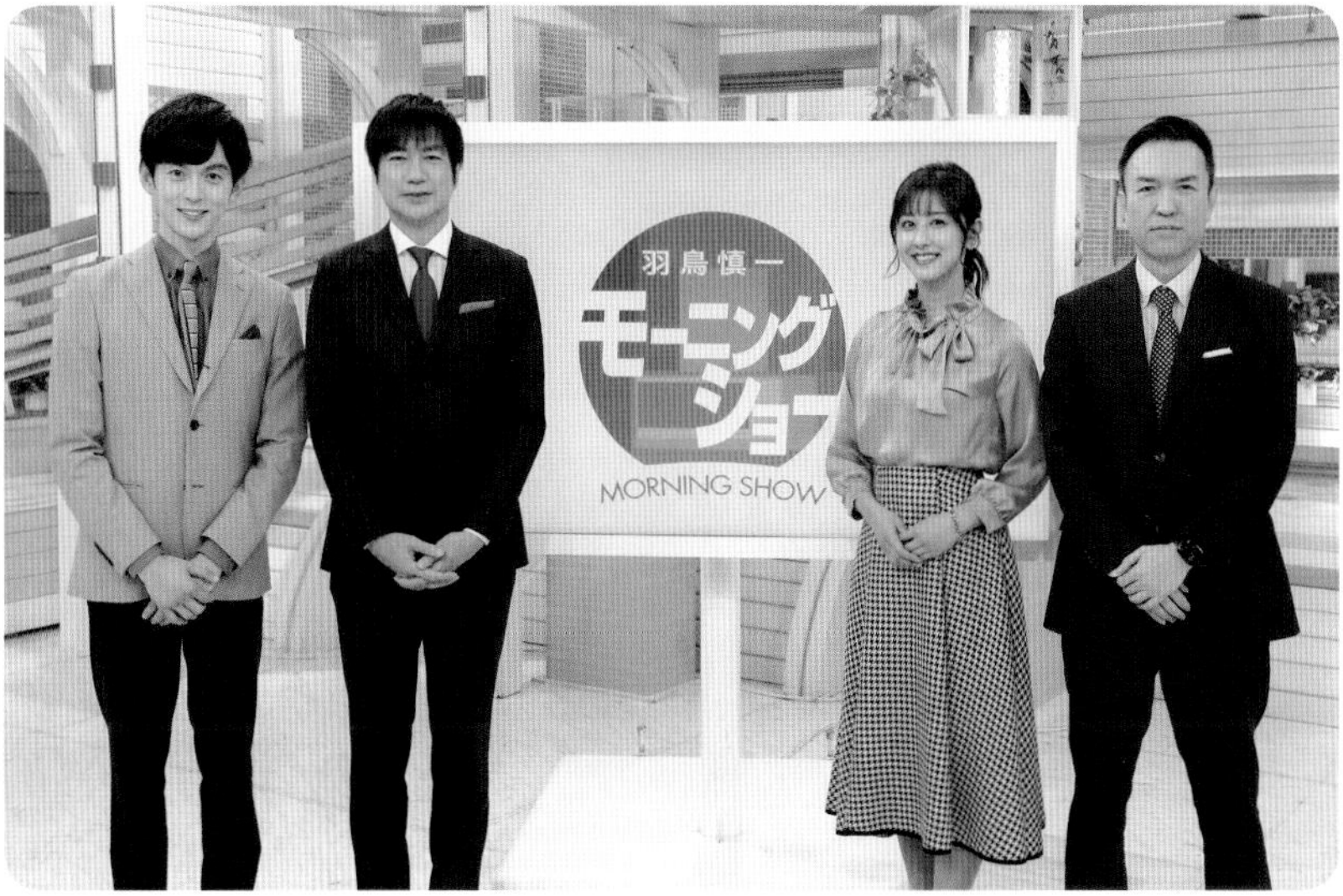

「お天気コーナー」の最後は、みんなでストレッチ！

＼ 羽鳥さんが選んだストレッチ ／

エイエイオー！ スクワット

➡ 詳しくはP22

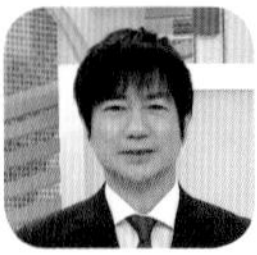

羽鳥慎一

「羽鳥慎一モーニングショー」キャスター。ニュースはもちろん、お天気コーナー最後の「ワンポイントストレッチ」でも素朴な疑問を視聴者目線で発し、よりわかりやすくお茶の間に届ける。

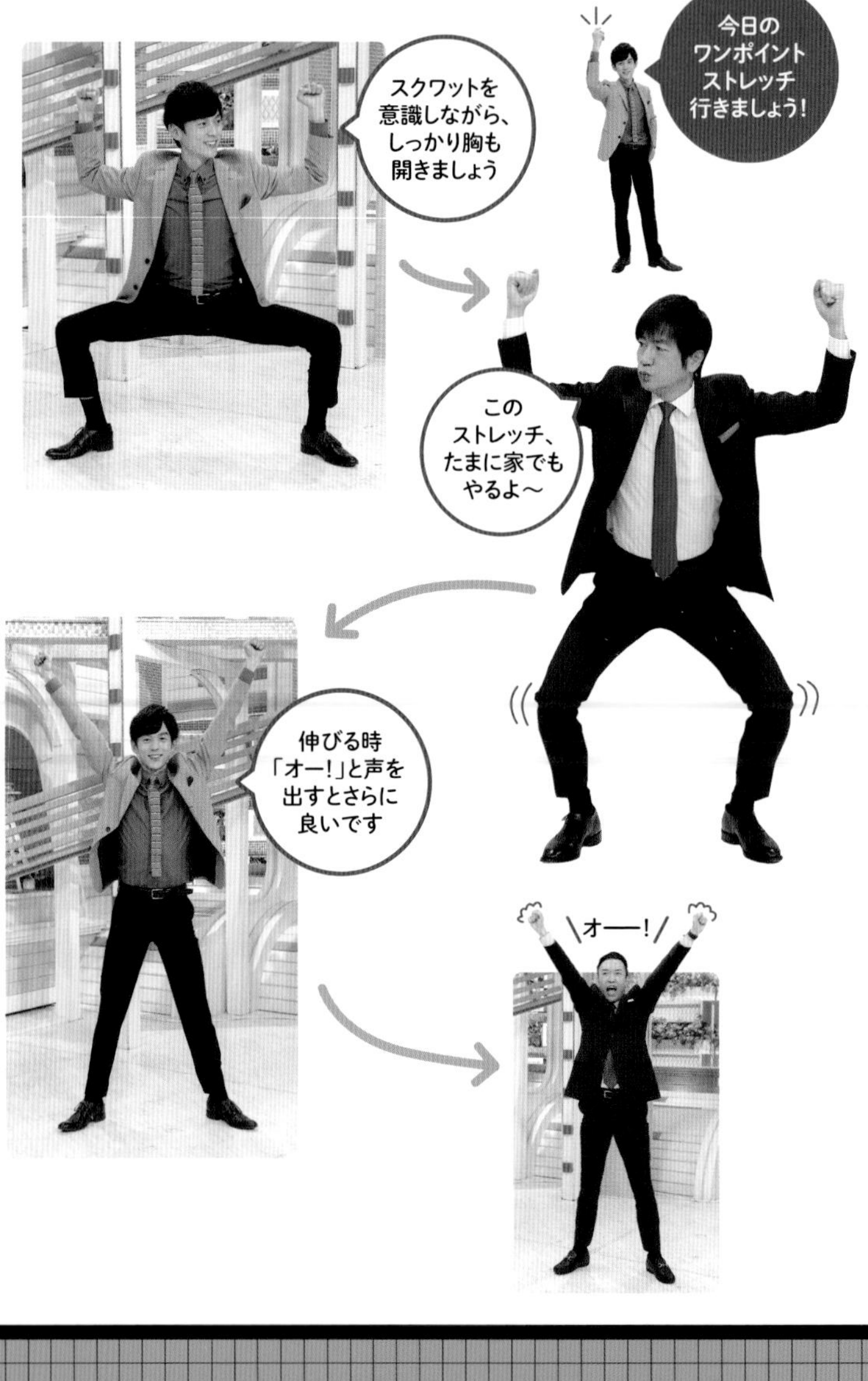

＼ 玉川さんが選んだストレッチ ／

君もヒーローになれる！ 腕回し運動

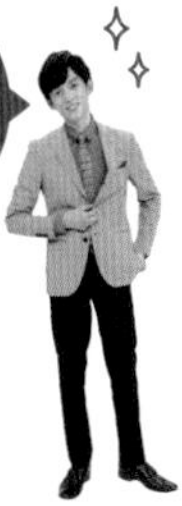

➡ 詳しくはP83

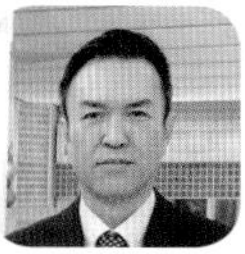

玉川 徹

「羽鳥慎一モーニングショー」レギュラーコメンテーター。テレビ朝日で30年以上にわたって番組制作に携わり、日々のニュースに鋭い指摘を入れる。健康オタクでもあり、ストレッチでは誰よりもしっかり動く。

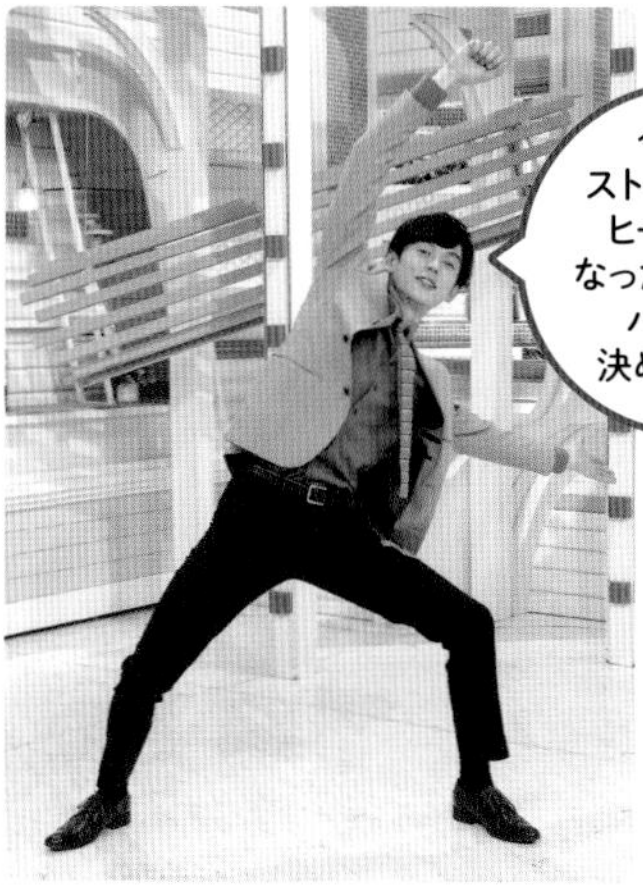

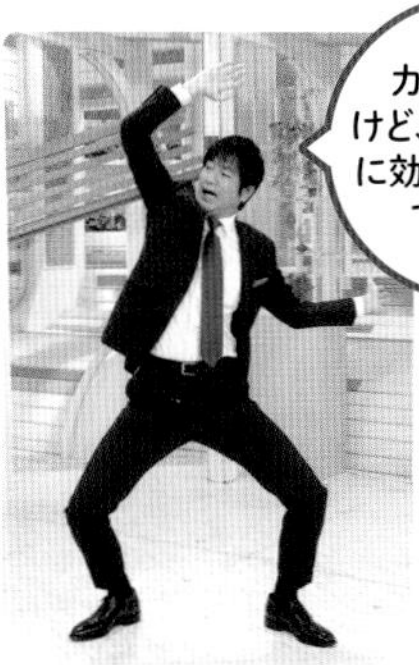

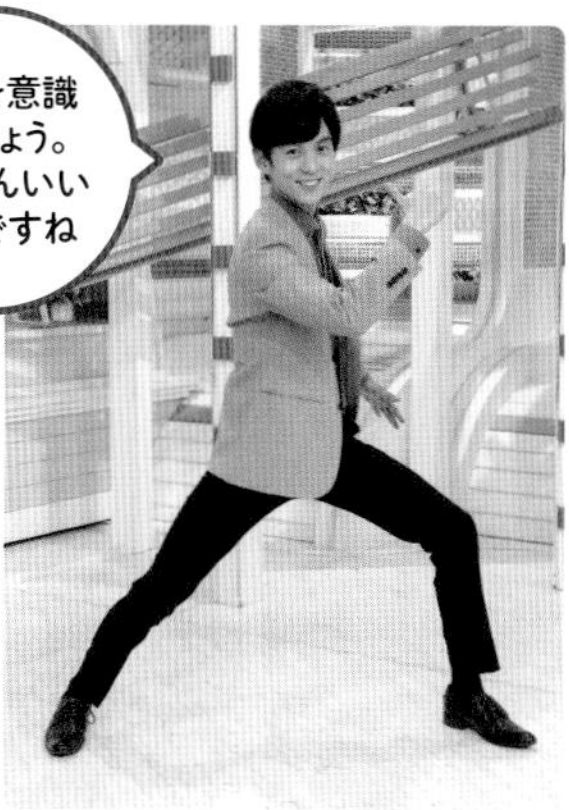

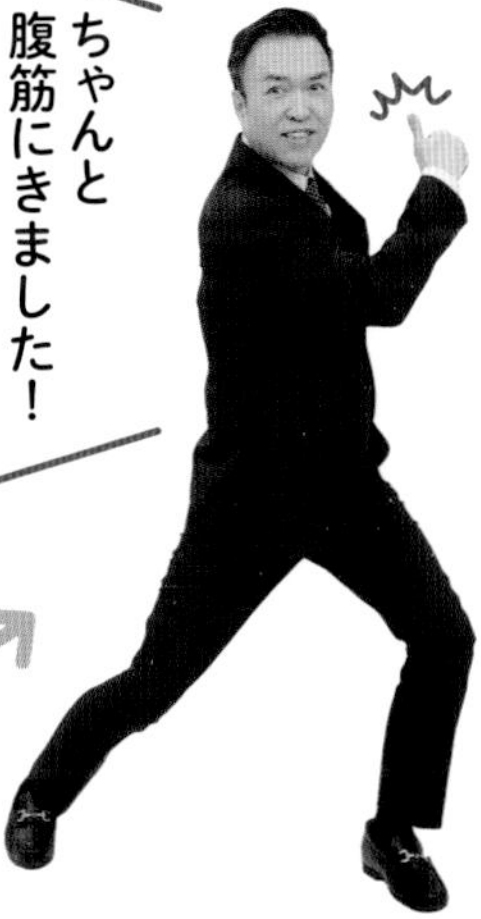

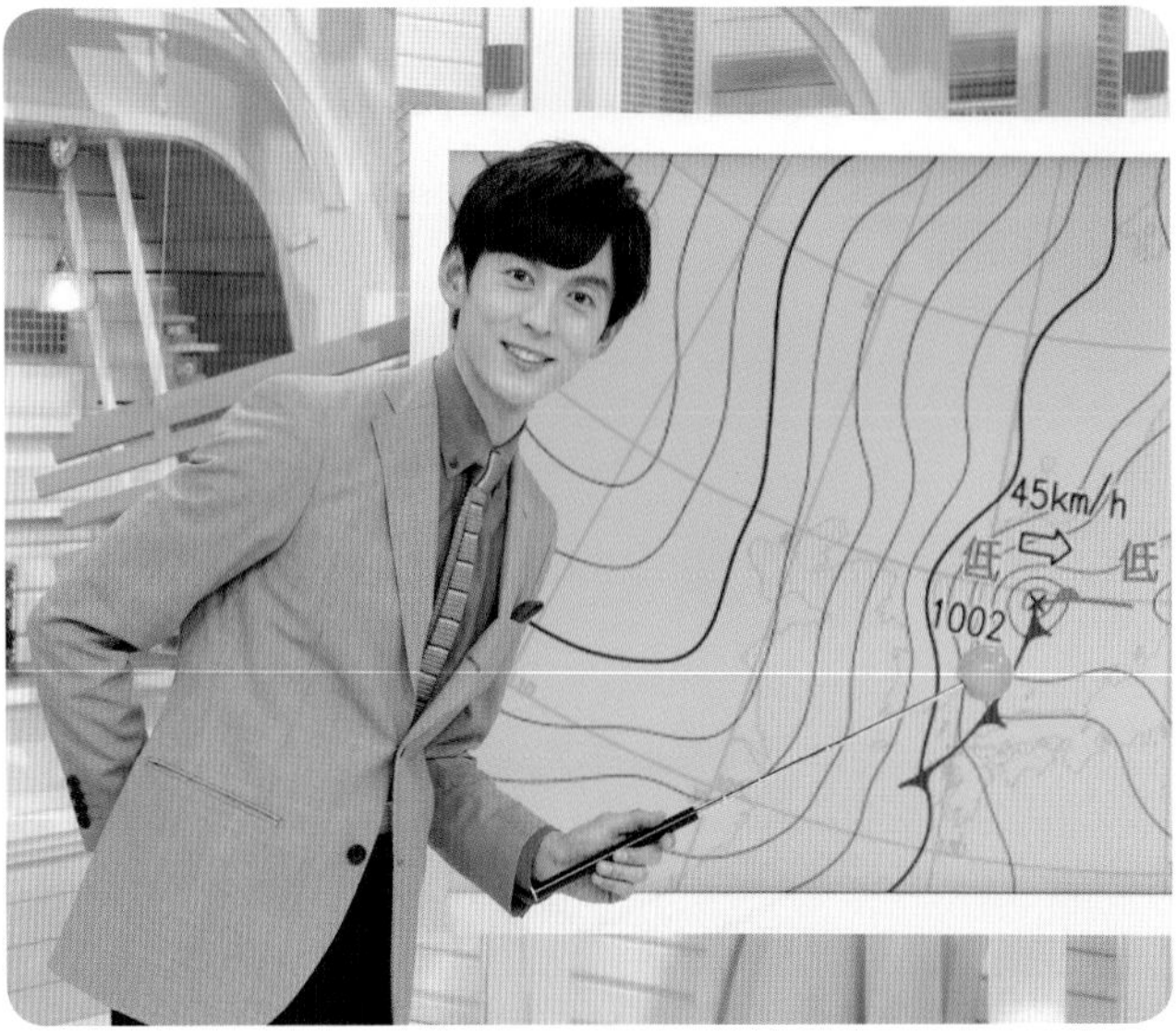

片《かた》岡《おか》信《しん》和《わ》

1985年東京都生まれ、中央大学卒業。2006年に芸能界入りし「炎神戦隊ゴーオンジャー」(テレビ朝日系)で本格的に俳優デビュー。ドラマ、映画、舞台、ラジオパーソナリティーなど多方面で活躍。2019年に気象予報士試験に合格し、2020年の春より「羽鳥慎一モーニングショー」のお天気キャスターに。

〈本書の使い方〉

各ストレッチには、QRコードが付いています。
QRコードリーダーで読みとって動きを確認しましょう。

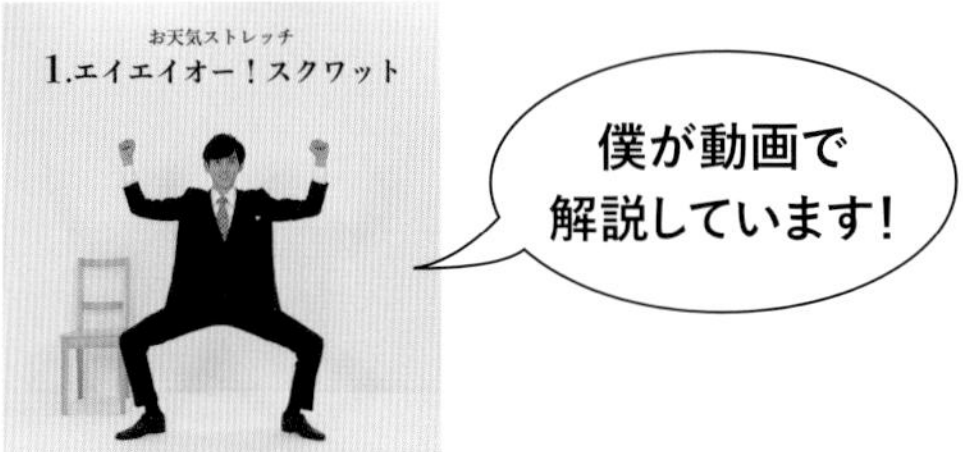

かたおか気象予報士の

毎朝10秒！ 楽しく
「お天気ストレッチ」

片岡信和　テレビ朝日「羽鳥慎一モーニングショー」

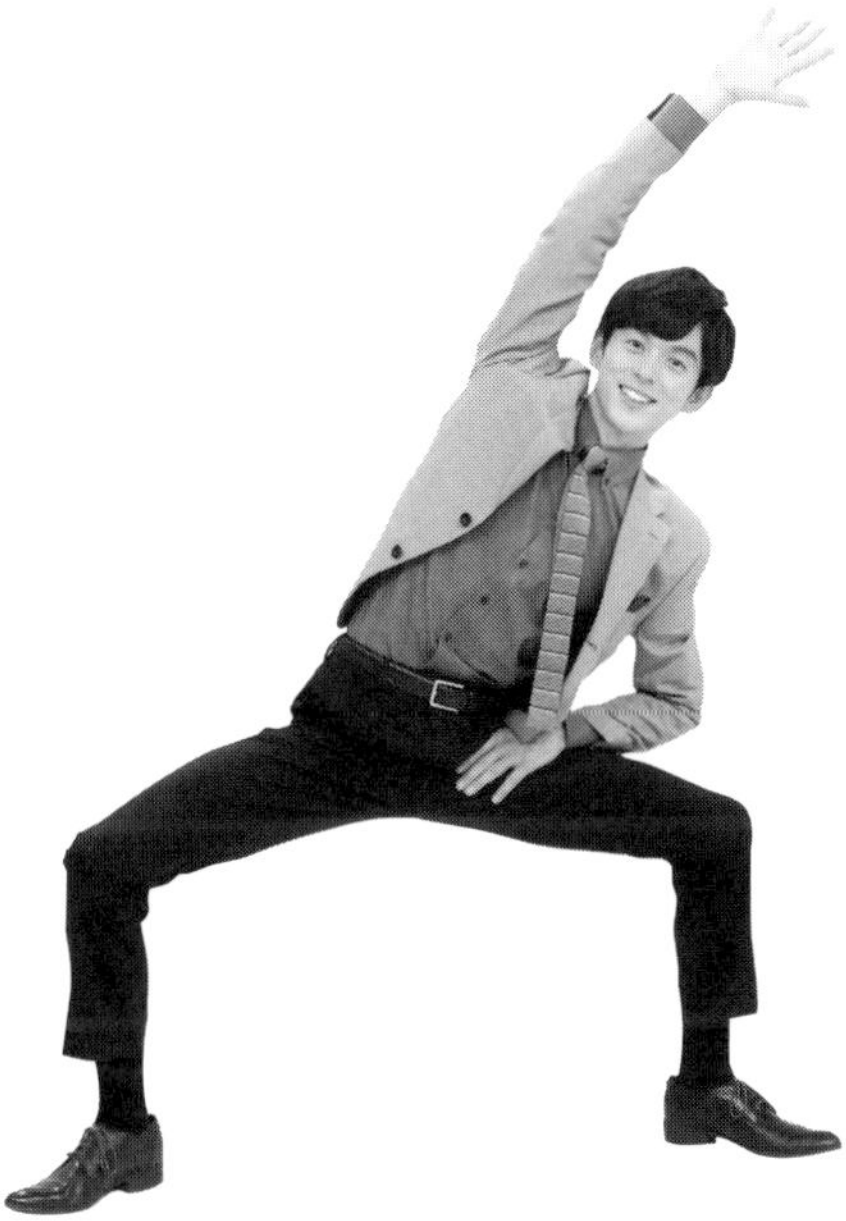

はじめに

２０２０年の春、僕は朝の情報番組「羽鳥慎一モーニングショー」のお天気キャスターになりました。新型コロナウイルスの感染防止対策のため、当時は共演者の方々とは画面越しでしか会えない毎日でした。最初の「緊急事態宣言」もあり、多くの方が戸惑いながら過ごしていたのではないでしょうか。それでも「ステイホーム」を合言葉に、みんなで力を合わせて乗り越えようとしていましたね。

　僕自身も自分にできることを考えるようになり、思いついたのが「その日の天気にちなんだ10秒間でできるオリジナルストレッチ」です。家の中にいても天気は身近にあるもの。お天気コーナーをご覧になっているみなさんに、少しでも元気になってもらえたらと思って始めました。最初は僕だけ別の場所から天気予報とストレッチをする形だったので、スタジオの反応はわかりません。みなさんに引かれていないか……本当に不安でした。

　ところが、なんと視聴者の方々から「10秒なら頑張れる」「面白い動きだからやってみたくなる」など温かいメッセージが届いたのです。緊急事態宣言が解除されてスタジオに戻った後も、ストレッチのコーナーを続けることが決まりました。

羽鳥慎一さんや斎藤ちはるアナウンサー、コメンテーターの玉川徹さんもストレッチを楽しんでくれました。そしてスタジオを見渡すとスタッフさんまでも一緒に体を動かしてくれているんです。嬉しくてちょっと泣きそうになりました。たくさんの方の支えがあり、このたびストレッチについての本を出すことになりました。

実はですね、僕は腹筋が6つに割れています。１８０度の開脚も簡単にできるんです。ですがジムにはもう5年以上通っていません。この本に載っているオリジナルストレッチを組み合わせて、家で毎日10分間動いているだけです。日々のストレスや気圧の変化で不調を感じる時も、ストレッチで解消しています。もちろん程度にもよりますが、体の仕組みを理解していれば家のトレーニングでも効果を得られるのです。

僕は大学でスポーツ科学を学んだり、20代は役者としてボディメイクを習得するため指導を受けていました。その期間は並行してジムに通っていたのですが、これがなかなか難しい。1時間のトレーニングすら集中力が続かないんです。仕事終わりのジムトレーニングは体よりも気持ちの方が先にクタクタになってしまうんです。気がつけば「明日にしようかな」と運動を遠ざけるようになり、思ったような結果が得られませんでした。

同じような経験をされている方も多いと思います。朝からの仕事で疲れきった体をジムでさらに追い込むということ、たとえ今日はできても、この先何年も続けられるでしょうか。天気と違って体はコロコロ変わりません。日々、続けている習慣だけが結果として現れます。それに気付いた僕はジム通いをやめて、家トレ派に転向しました。おかげで腹筋はバッキバキです。

10分間と聞いてどう思いますか？　短いですか？　長いですか？　体が変わるはずがないと思いますか？　そんなあなたは10分間を全力疾走できますか？　実際に動いてみればわかりますが10分動き続けるってハードです。毎日続ければ、週1のジムトレよりも運動量も質も上がりますからね。元気に乗りきるために、僕は好きな音楽を合計で約10分になるように2曲かけています。気分転換にもなって、不思議と楽しく続けられるんです。

本書では、気象予報士という立場から日本の四季の特徴や注意点を織り交ぜつつ、季節ごとに効果的な48種類のオリジナルストレッチを紹介します。どれも10秒でできる動きですが、余裕があれば1種類につき30秒続けてみてください。最初の10秒で体が慣れてきて、残りの20秒で効果がより出やすくなりますよ。

お好きな動きを何種類か選んで、毎日10分間やってみましょう。どのストレッチも道具を使わず足音もしませんので、限られたスペースやマンション室内でも大丈夫です。簡単なものばかりですが、実は「自分の思い描いたように体を動かす」のはとても難しいことです。

試しに鏡の前で目を瞑《つむ》って両腕を横に広げて肩の高さまで上げてみてください。そして、目を開けましょう。どうですか、思ったとおりの位置に腕はありますか？　日頃から体を動かしていない方は、肩より上がっていたり下がっていたりと、ちょっとびっくりする位置にあるかもしれません。最初は鏡を見ながら、本書のイラスト通りのフォームになっているかチェックをしながら動いてみるのもいいですね。さらに詳しく知りたい方はＱＲコードで参考動画をご覧ください。僕が実践していますのでわかりやすいと思います。

「羽鳥慎一モーニングショー」でのワンポイントストレッチで、楽しく体を動かしている出演者のように、テレビの前のあなたも明るい気持ちになってもらえたら嬉しいです。

そんな毎日を一緒に積み重ねていきませんか。動いた分だけ心と体は変わります。

さぁ、始めましょう。

CONTENTS

春

spring

体に最も
負担がかかる季節

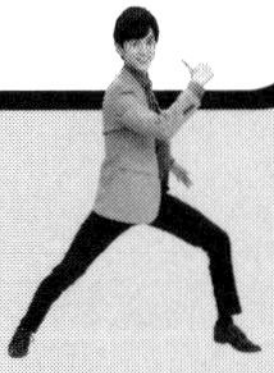

とても危険な風「春一番」

春は、実はとても体に負担のかかる季節です。強風、乾燥、花粉、黄砂、寒暖差。これらの現象を僕たち気象予報士はそれぞれの頭文字をとって「春の５Ｋ」と呼んでいます。

まず、年間で一番、風が強い季節です。「春一番」という言葉を天気予報でもよく耳にすることでしょう。キャンディーズの曲のように、恋をしたくなるような、穏やかなぽかぽか陽気に吹く風……なんて思っている方もいらっしゃるかもしれませんが、「春一番」は危険な風として名付けられました。なぜ危険なのか、その説明から始めたいと思います。

そもそも「春一番」とは、立春（2月4日頃）から春分（3月21日頃）にかけて広い範囲で、その年初めて吹く風速8m/s以上の南よりの風のことをいいます。例として「春一番」が吹いた日の天気図を見てみましょう。２０１７年2月17日、北海道の北には発達した低気圧（L）があり、日本の南にある高気圧（H）との間にはいくつもの等圧線がある

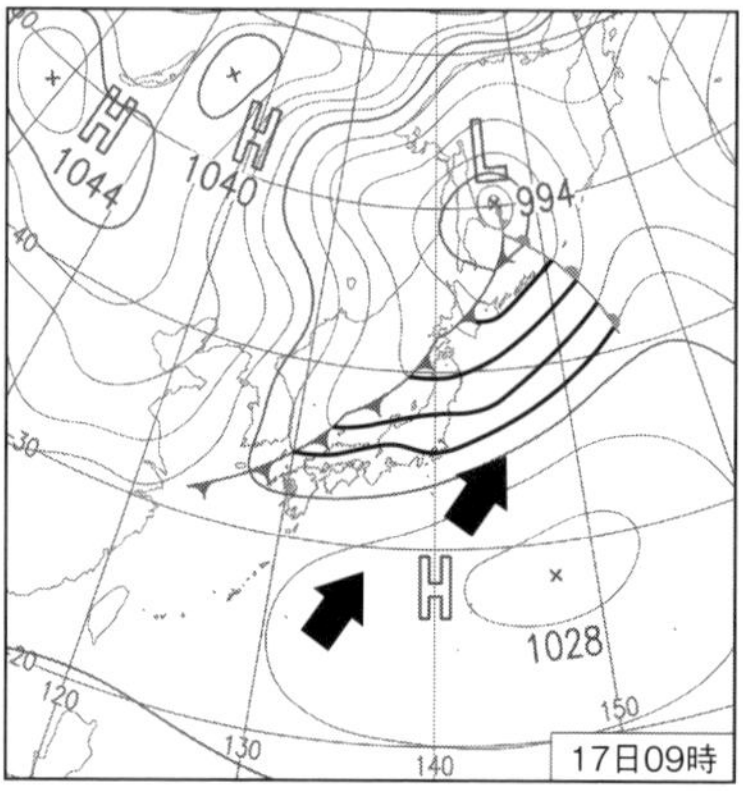

状態です。この線が多いほど気圧の差が大きいことを意味しています。たとえるなら低気圧と高気圧は熱湯と冷水のようなもので、しきりがなく隣同士にあれば、激しく混ざります。性質の違う空気が混ざる時に、風は生まれるのです。

そもそも風は、気圧の高い場所から低い場所に向かって吹きます。この日の関東地方では南から南西の強い風が吹き「春一番」となりました。東京では瞬間的に風速19・2m/sを観測。物が飛んだり倒れたりして被害が出るほどの怖い風です。風は混ざる空気の温度差が大きければ大きいほど、強くなります。春は北がまだ寒いのに南は暖かく、その差が最も大きい季節なので、強風が吹きやすいのです。

「春一番」が引き起こす、危険な「フェーン現象」

風が強い時には危険な現象も発生しやすくなります。そのひとつがフェーン現象です。これも天気予報でよく聞きますよね。ちょっと難しいですが、怖がらないでください。堅焼きせんべいを食べる時くらい噛み砕いて説明しますので。

フェーン現象とは、風が山を越えて吹き下りる時に、風下側で「乾燥した強風になり気温が上がる」現象です。通常、風は山にぶつかると斜面を昇るか、山を迂回して谷間に集まるように吹きます。斜面を昇る場合は、上昇流によって風上側で雲が発生し雨を降らせます。山頂を越える頃には空気は乾いて、風下側では下降流によって雲がなくなるのです。

「乾いた空気」は「湿った空気」よりも気温の上がり下がりが大きくなる特徴があるので、山を下りきった頃には、風上側より気温が上がってしまうのです。このようなフェーン現象により、２０１９年５月26日には北海道佐呂間《さろま》で、39・5度という気温を観測したこともありました。5月にです。真夏でも出ない高温を5月に観測したのです。

日本列島は約7割が山地のため、このフェーン現象が大変起きやすい場所でもあります。特に「春一番」がきっかけで起こるフェーン現象は危険です。そもそもが南風で、暖かい空気を含んでいるからです。もともとが暖かい空気ですから、山を越えて風下側に吹き下りる頃には、さらに暖かくなってしまいます。ここで発生した熱風が山を下った日本海側で、雪を急激に解かし、雪崩や洪水を引き起こす原因となります。さらに空気が乾燥しているので、山火事にも注意しなければいけません。

どうでしょう？「春一番」が危険な風だということは、おわかりになったでしょうか？ちなみにこの風は「立春から春分の間」と定義されているので、立春の前日に同じような風が吹いても「春一番」とは呼べません。しかし危険な風であることは変わりません。気象予報士として、しっかり注意喚起するための天気予報を作っていこうと思います。雨と違って風はなかなか意識しにくいですが、「春一番」と強風に気をつけて春を過ごしていただけたらと思います。

「寒の戻り」のメカニズム

さらに、春は「寒《かん》の戻り」と呼ばれる寒さにも注意が必要です。

もう一度、先ほどの天気図をご覧ください。三角形が付いている「寒冷前線」が日本列島を縦断していますね。「前線」とは暖かい空気と冷たい空気がぶつかる境界線です。そして「寒冷前線」は冷たい空気が優勢に進んでいる前線をいいます。この天気図では寒冷前線の三角形は南東の方角を向いています。三角形の向きは、冷たい空気が流れる方向を示しています。つまり前線の西側には冷たい空気が控えているということです。「天気は西から下り坂」ともいいますが、この低気圧も西から東に進みます。それに伴い寒冷前線が日本を通過します。

そうなると、春一番が吹いて暖かくなっても、寒冷前線が通過したら一気に気温が下がってしまうのです。これがズバリ「寒の戻り」です。立春以降の寒さを「余寒」、晩春の頃の寒さを「寒の戻り」といいますが、春一番は、立春の直後に晩春のような暖かさを呼び、すぐに真冬の寒さへ引き戻すというダイナミックな変化をもたらします。まさに「寒さが戻る」のです。

すると僕たちの体は、熱を逃さないように末端の血管を収縮させます。最終的には血の巡りも悪くなって筋肉も硬くなることで、肩こりや関節痛にもなりやすいのです。

なぜ春に黄砂がやってくるのか

「5K」の中の「黄砂」についても少しだけお話ししましょう。黄砂は中国大陸のゴビ砂漠やタクラマカン砂漠からの砂が飛来してくる現象です。1年中存在しているはずの砂がなぜ春にだけ飛来するのか。それは、春は地表に雪も植物も少なく、低気圧によって砂が運ばれやすい季節だからです。冬の間は雪があり、砂が飛んでくることはありませんし、夏は雨が降ります。秋も春と同じく風が強く乾燥していますが、地表に緑が残っているので、そこにひっかかり春ほど多くは飛来しないのです。

もはや、くしゃみが止まらない、目がかすむ、は春の迷惑な風物詩です。黄砂は花粉とともに僕たちの体調を狂わせるやっかいな存在ですので、天気予報を参考に対策をしてくださいね。

雲ひとつない夜空、翌日は「寒暖差」にご注意

それに加えて、春は寒暖差が最も激しい季節です。

日中の気温に比べて朝晩の冷え込みが厳しく、お布団から出られない、なんてこともあるでしょう。この朝晩の冷え込みは、実は秋から冬、そして春までの夜間、穏やかに晴れる時に起こることが多いです。夜に晴れていると、湿気が少なく雲もないため、日中にためた地上の熱が上空に逃げてしまい、朝にはすっかり冷え込んでいるわけです。綺麗な星空が見えたら、次の朝は寒いと覚悟をしておいた方がいいですね。

もちろん春なので、日中は暖かいこともあり、上着を脱ぐような時間帯もあるでしょう。僕たちの体は暑い時は体内の熱を逃がすように、寒い時は保温するように自律神経によって調整されています。ところが1日の寒暖差が大きいと、どちらの気温にあわせていいのか混乱してしまい、自律神経の働きが乱れてしまう場合があります。それが、季節の変わり目に頭痛やめまいなどの不調を引き起こす「気象病」にもつながってしまいます。

ここまでで春の体調不良の原因をたくさん説明しましたね。春はいつも以上に体調管理に注意して、自律神経が乱れないようにしなければいけません。そのためには普段から運動をして筋肉を動かすことが大切です。さあ、春のストレッチを楽しく元気に始めましょう。

"春一番"に負けるな！ 気合を入れろ！

1 エイエイオー！ スクワット

春の強風ですっかり冷えた体。スクワットで筋肉を刺激して温めてあげましょう。「スクワットはきつい」なんてイメージをお持ちの方でも、声を出せば気持ちも一緒に温まってとっても楽しいですよ。

難易度

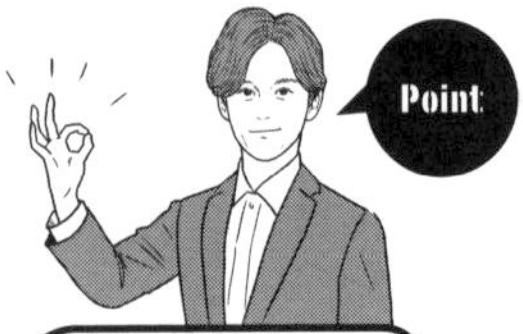

・腰を落とす時は、肩甲骨を寄せて、胸が開いているかも意識してください。

・拳を一気に突き上げることで、筋肉が刺激され、血流もよくなります。

ここに集中！

腰、お尻、太もも、内もも、肩まわり

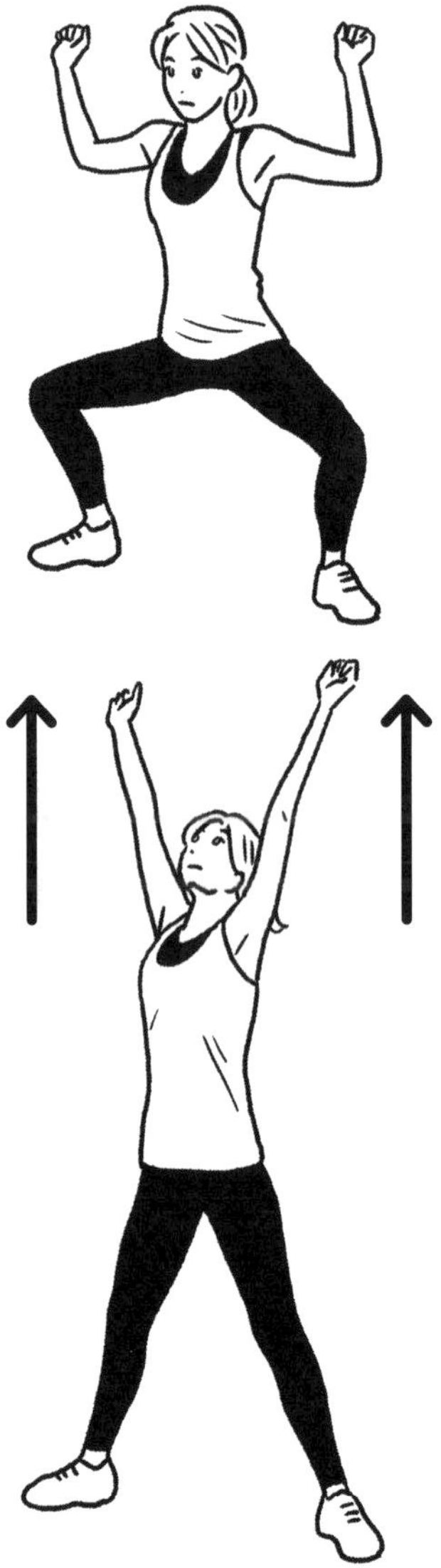

1

足を開き、拳を上に上げた状態で、「エイッ」と声を出しながら、腰を落とす。それを2回繰り返す。

2

「オー!」と言いながら膝を伸ばし、拳を一気に突き上げる。

動画でチェック！

ぽかぽかした暖かい日、いきなり半袖になれますか?

2 二の腕に集中! 糸巻き巻き

冬の間、コートの下に隠していたぷにぷにの二の腕。暖かくなって薄着になる前、早めに解消しておきましょう。たった10秒やっただけでも体がぽかぽか、体幹を鍛えるのにも効果的ですよ。

難易度

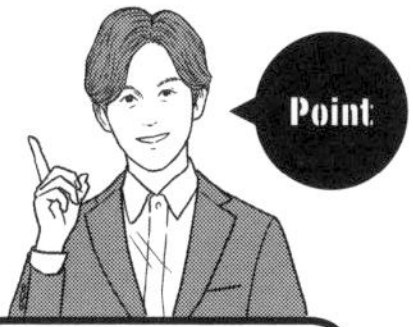

・速く回せば回すほど、引き締め効果ができますし、体も温まります。
・声を出して秒数をカウント、呼吸をしながら行いましょう。

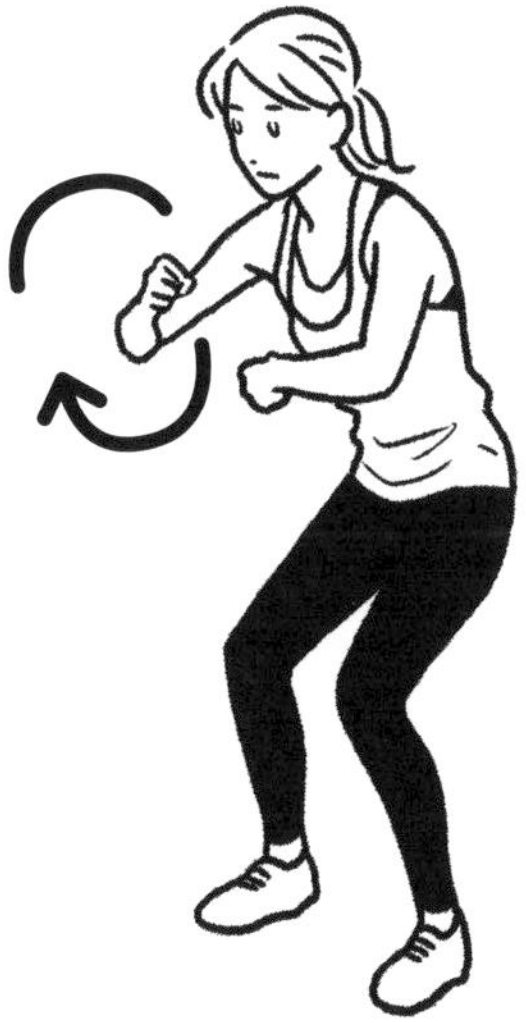

1

足を肩幅に開いて腰を落とし、胸の前で糸を巻くように腕をぐるぐる10秒回す。

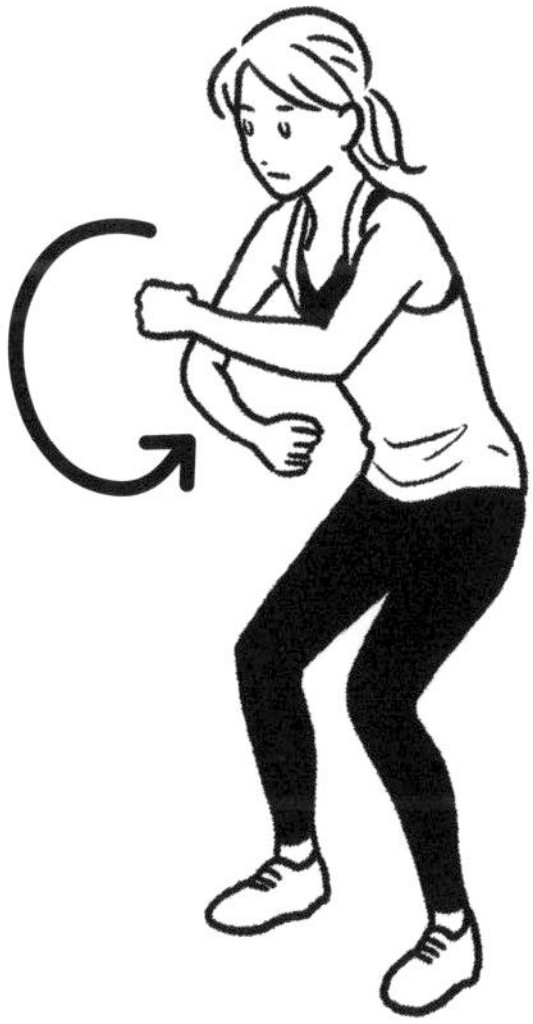

2

腕を1とは反対回りに10秒回す。

ここに集中!

二の腕、肩

動画でチェック!

春の雪を腹筋運動で解かせ!

3 風車腹筋

薄着に着替えるなら、もちろん腹筋も鍛えておきたいですね。このストレッチは、簡単そうに見えて、実は脇腹にビシビシきます。最初はゆっくり、慣れてきたらスピードアップと、ご自身で調整しながら行ってください。

難易度

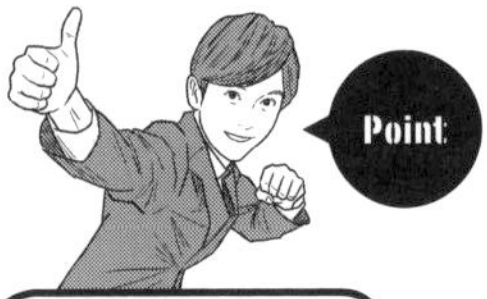

・腕を動かすのではなく、体の面を動かすことを意識してください。
・体の軸に対して、腕が90度の角度を保っているようにしてください。

ここに集中!

腹筋、背中（腰含む）、肩まわり

動画でチェック!

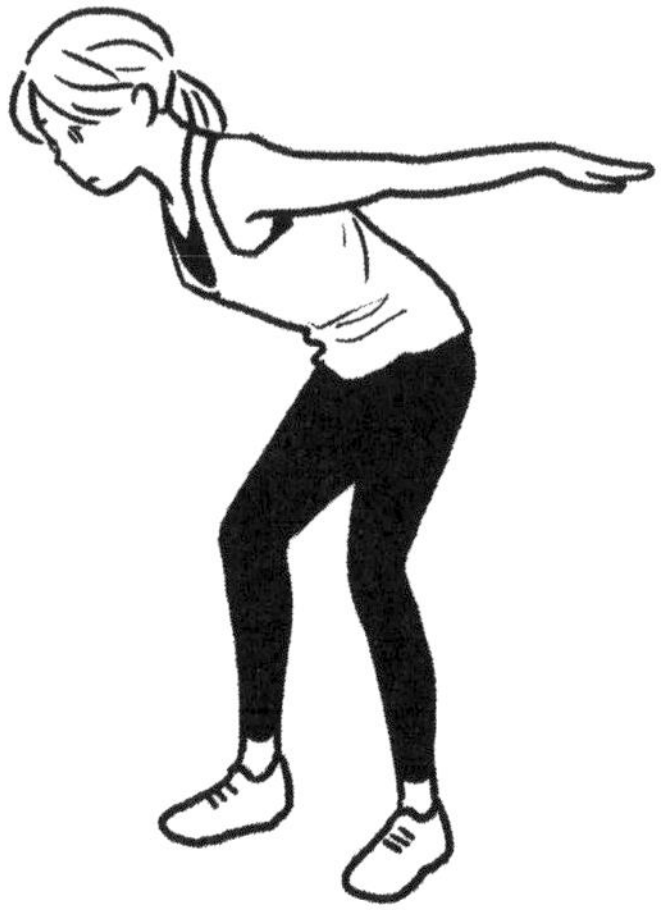

1

足を肩幅に開き、腕を横に広げて前傾姿勢に。

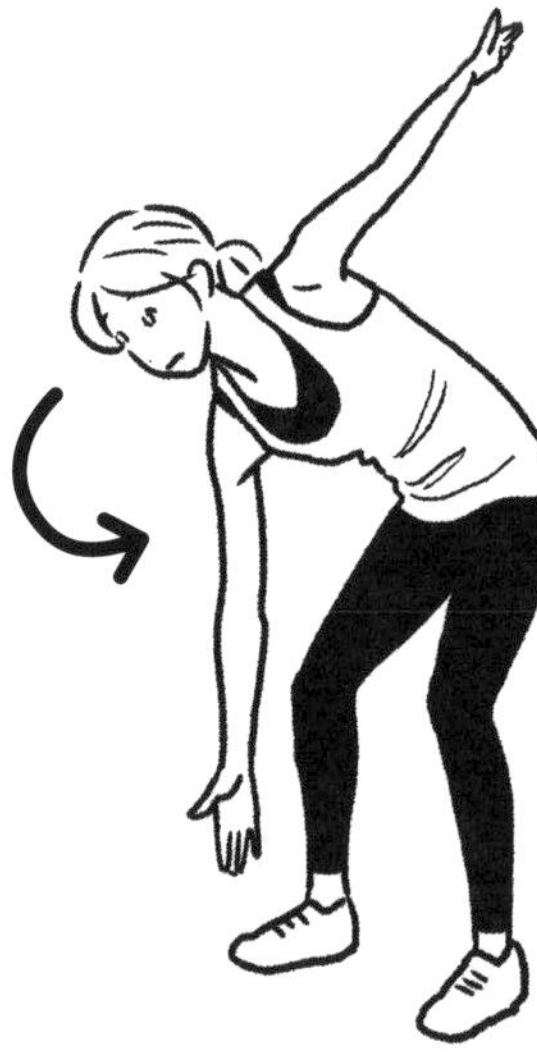

2

腕が風車のように回るように、胴を左右にひねる。

ぐずついた気分を快晴に

4 「なんでだよ!」で上腕三頭筋トレ

春に始まった新生活、うまくいかないこともありますよね。たまには「なんでだよ!」と思いっきり叫んで、ストレスを吹っ飛ばしましょう。繰り返し行うことで体がすっきりしますよ。

難易度

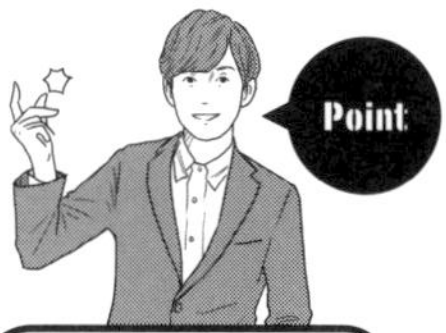

・腕を上げた時に、顎も上げ、腕が下がった時には顎も下げましょう。
・腕を下ろす時は、腕を肩の上から落とすイメージを持つと、うまく脱力できます。

ここに集中!

上腕三頭筋、肩

動画でチェック!

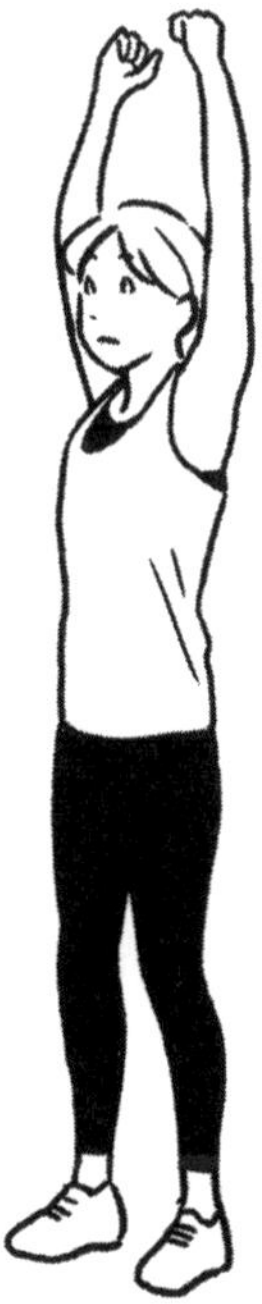

1

まっすぐ立ち、両腕を真上に上げる。拳をゆるく握る。

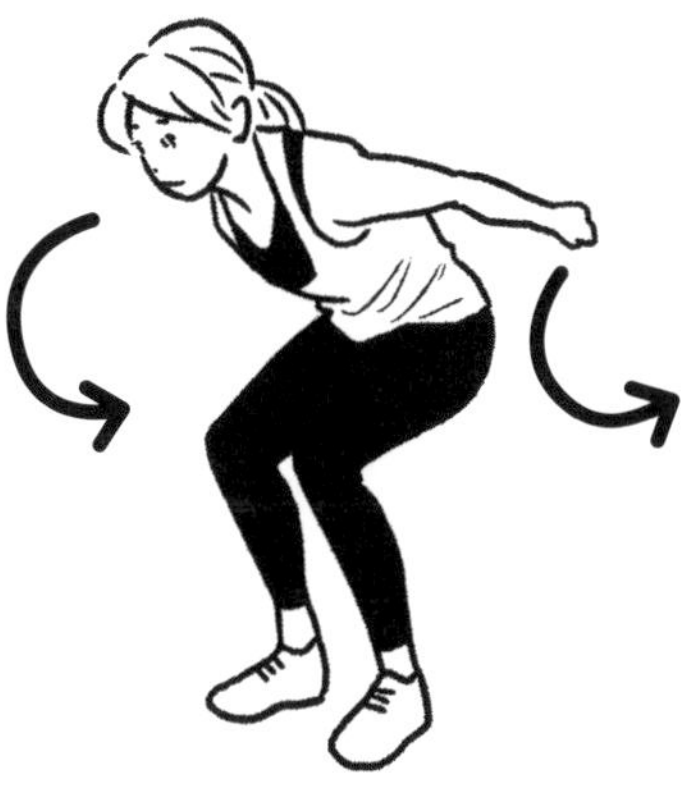

2

「なんでだよ!」と叫びながら、一気に脱力、上げた腕を下に打ち付けるように下ろし、一緒に膝を曲げる。

荒れ模様の気持ち、放り投げましょう

5 イライラ飛んでけ～横っ腹

まだまだ続く寒さと、新生活への緊張で体に力が入ってしまう、なんて方も多いでしょう。全身のコリと緊張、そしてストレスを放り投げて、呼吸を整えるストレッチがこちらです。

難易度

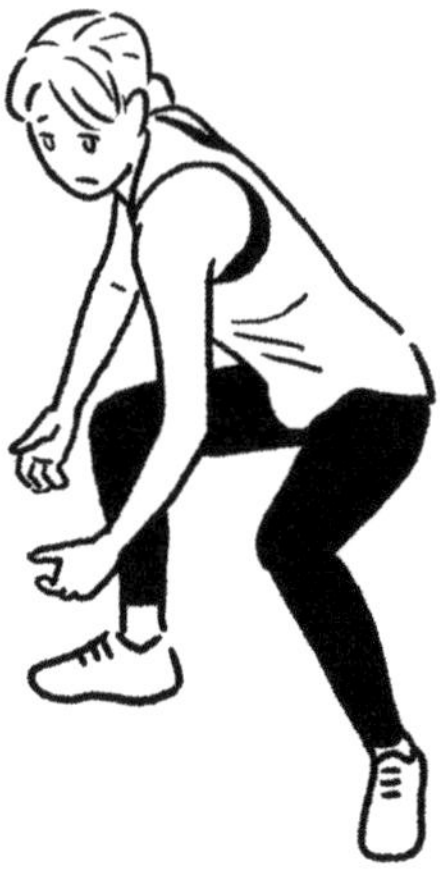

1

足を大きく開き、腰を落とす。腕は日頃のストレスを丸めて抱えるイメージ。

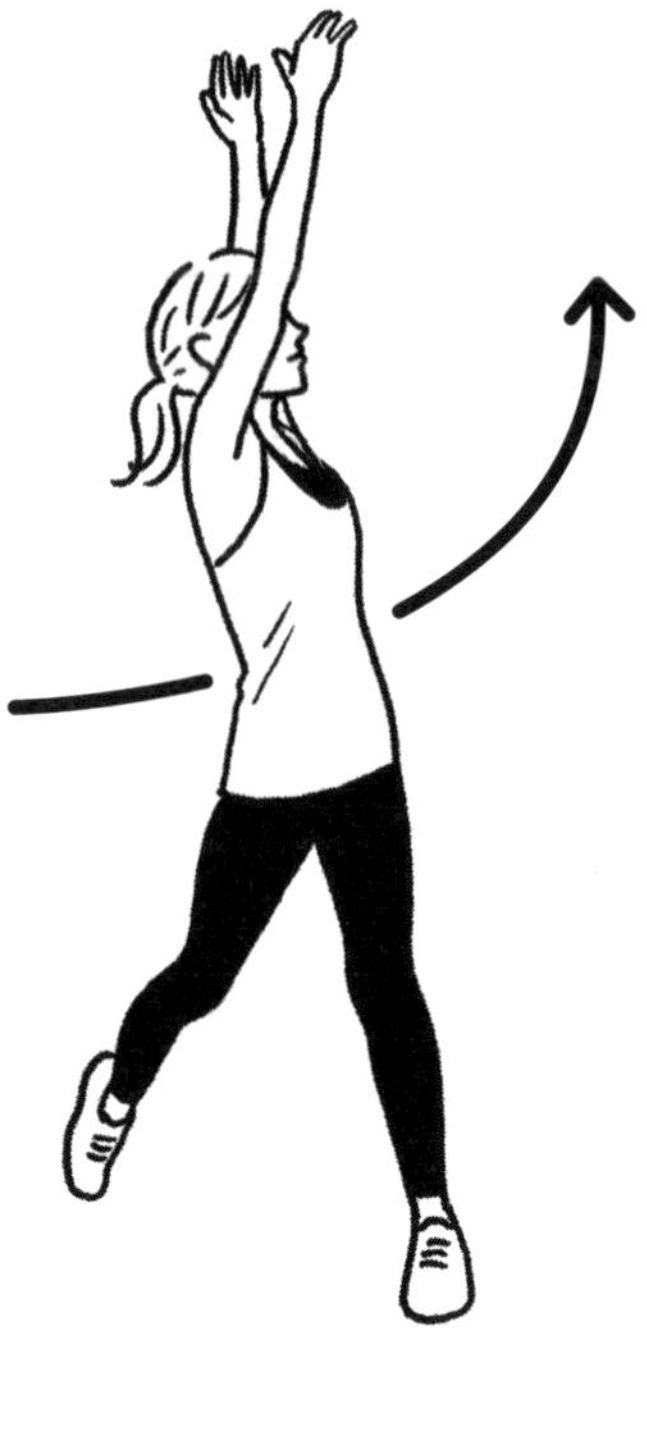

2

丸めたストレスを遠くに放り投げるように、両腕を斜め上に勢いよく上げる。右側、左側、ともに行う。

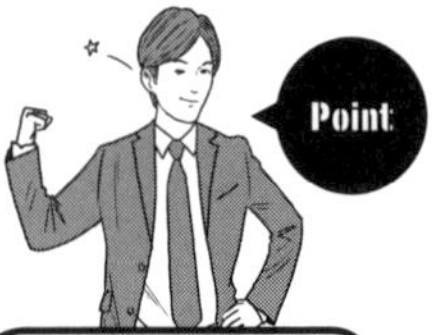

・2で放り投げる時は、力を抜いてください。「飛んでけ～」と声を出すと呼吸が整いリラックスできます。
・オフィスなど、声を出せない場所では、息を吐きながら「放り投げ」てください。

ここに集中！

腹筋、肩、背中（腰含む）、お尻、太もも

動画でチェック！

まだ冬眠から目覚めないアナタに

6 いないいないばぁ胸筋

ぽかぽか陽気、どうしようもない眠気に襲われたら……胸を開いて、呼吸して、目を覚ましましょう。胸を意識して伸ばして縮めることで、バストアップも期待できます。できれば立って行っていただきたいですが、座りながらでも効果はあります。

難易度

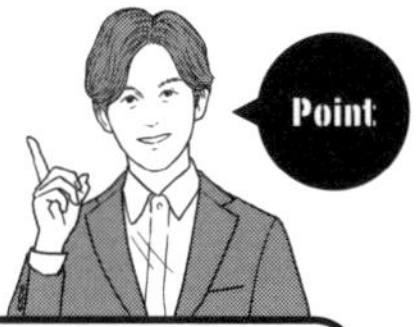

・2で胸を開く時は、肩甲骨を寄せるイメージで行いましょう。
・胸をしっかり伸ばして縮めることを意識しましょう。

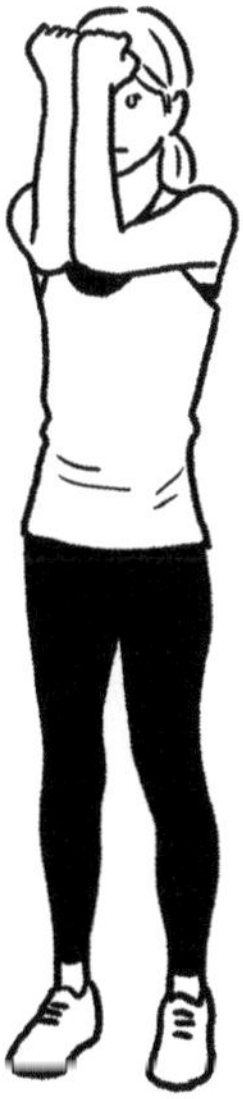

1

手の甲が外側にくるようにして、「いないいない」と言いながら両腕で顔を隠す。両腕でしっかり押し合う事で、胸に力を入れて縮める。

ここに集中!

胸、肩甲骨まわり

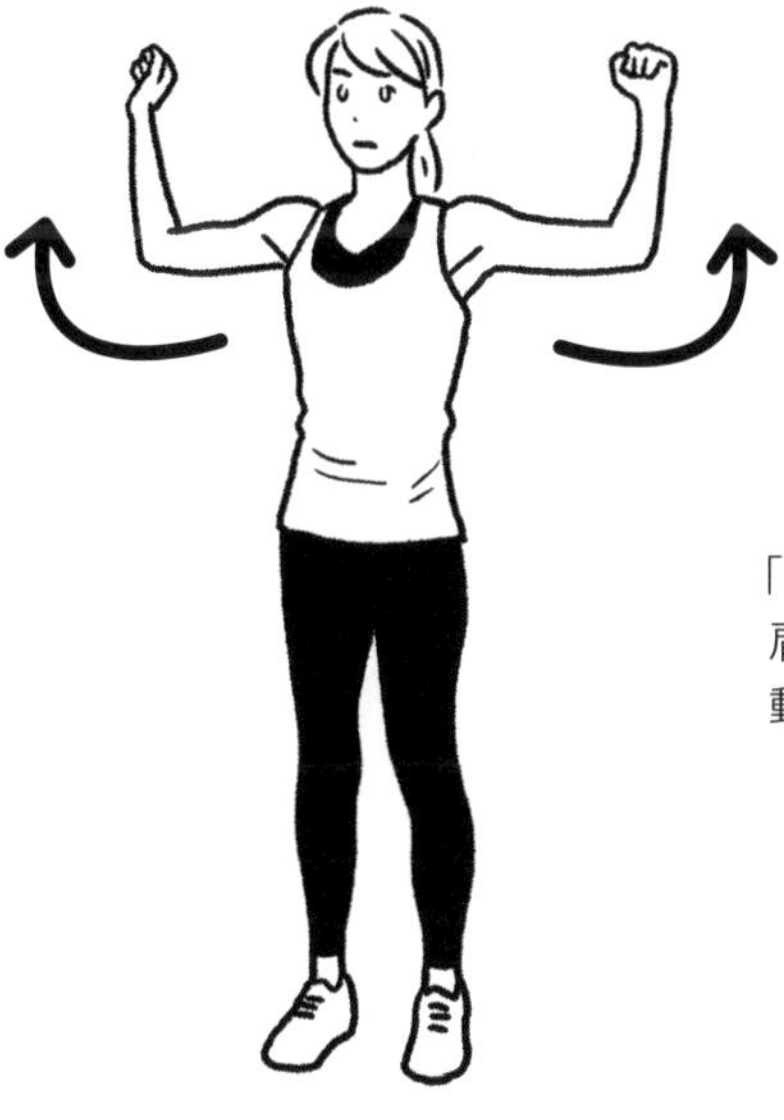

2

「ばぁ」と言って腕を肩のラインと平行に動かして、胸を開く。

動画でチェック!

晴れた夜空を思い描いて

7 深呼吸キラキラ星

立っている時、掌《てのひら》は常に内側を向いていますよね。これをたまには外側に向けてみるとどうでしょう、とっても気持ちよく二の腕の筋が伸びるんです。特に普段前傾姿勢の方は、ちょっと痛いくらいかもしれません。肩こりにも効きますよ。

難易度

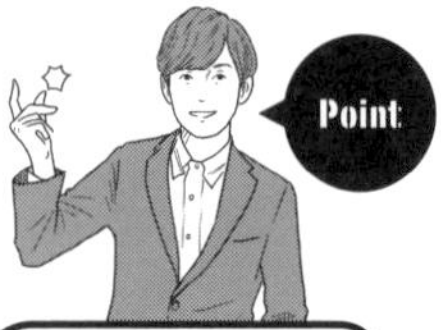

・背中が伸びていることを意識しながら、しっかりと掌を外側に向けましょう。
・手をパタパタさせる時のイメージは「お星さまキラキラ」です。

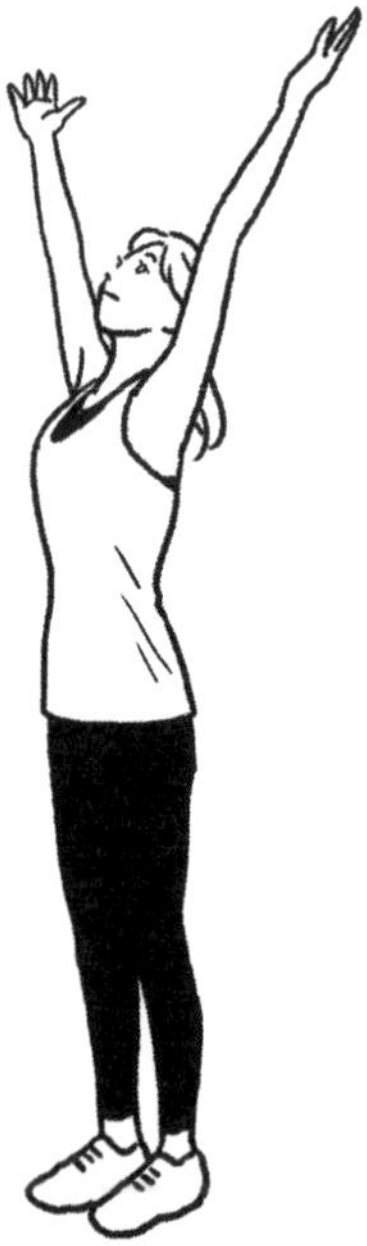

1

足を揃えて立ち、息を吸いながら、腕を上げる。

ここに集中!

肩甲骨まわり、二の腕、胸

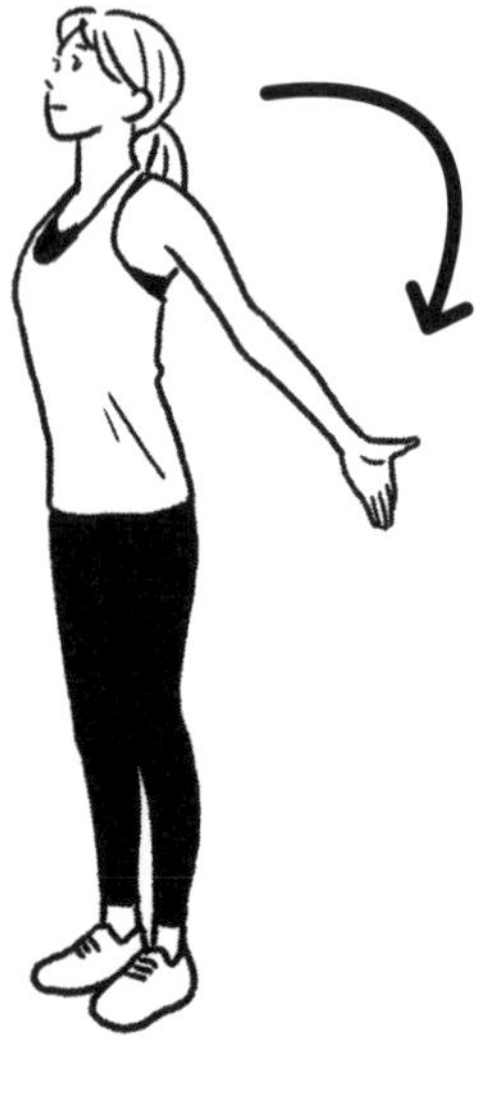

2

息を吐きつつ、手首をパタパタ返しながら腕を後ろに下ろす。肩甲骨が閉じきったところで、再び手首をパタパタ返す。

動画でチェック!

五月雨に襲ってくるトラブルもなんのその

8 悩みながら横っ腹運動

気がついたら、腕を組んで立ちすくんでいる、なんてこともありますよね。でしたら悩みついでに、そのまま腹筋運動に移行しましょう。体の軸を意識して動いていれば、大抵の悩みはもうどうでもよくなってきます。

難易度

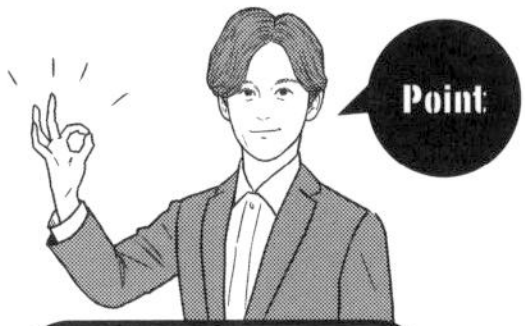

・8の字は大きく動かすほど、腹筋に効きます。
・動いている腕を目で追うと、体の軸がブレにくいです。

ここに集中！

腹筋、背中

動画でチェック！

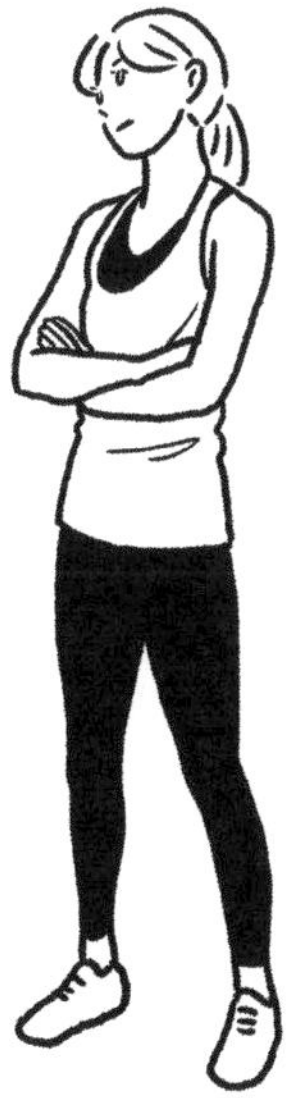

1

足を肩幅に開いて、腕を組む。

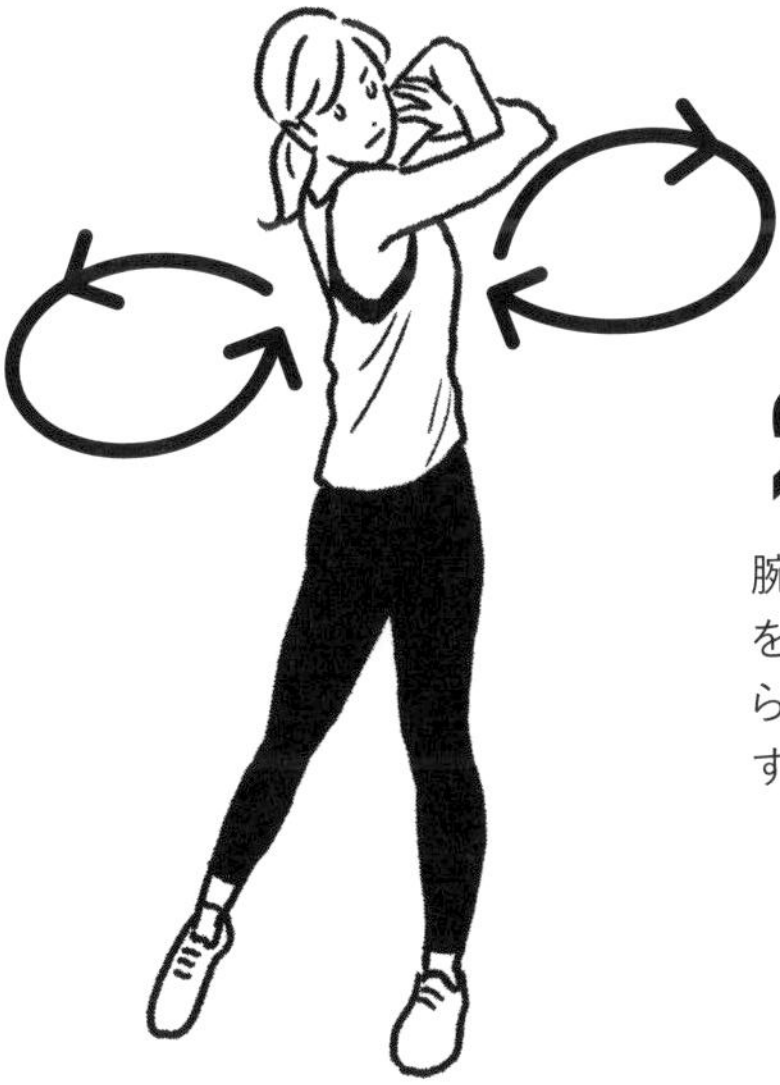

2

腕を組んだまま、体を左右にひねりながら8の字に10回、回す。

お花見の場所取り中、暇つぶしにもどうぞ

9 ひとり腕相撲

自分の右腕と左腕を戦わせたらどうなるか。子供の頃考えたことはないですか？　ないですか……。でも戦わせてみましょう。二の腕と胸に効きます。とにかく思いっきり力を入れないと意味がないので、疲れますけど、だんだん楽しくなってきますよ。

難易度

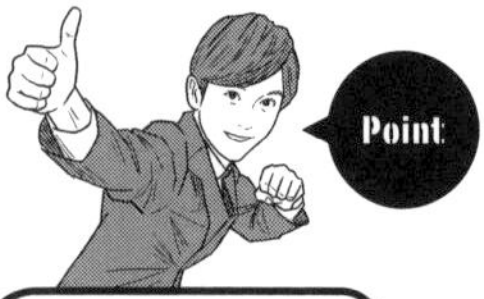

・腕を上げすぎないよう、しっかり胸の前で行ってください。
・胸を意識しながら腕の力を入れてください。

ここに集中！

二の腕、胸

動画でチェック！

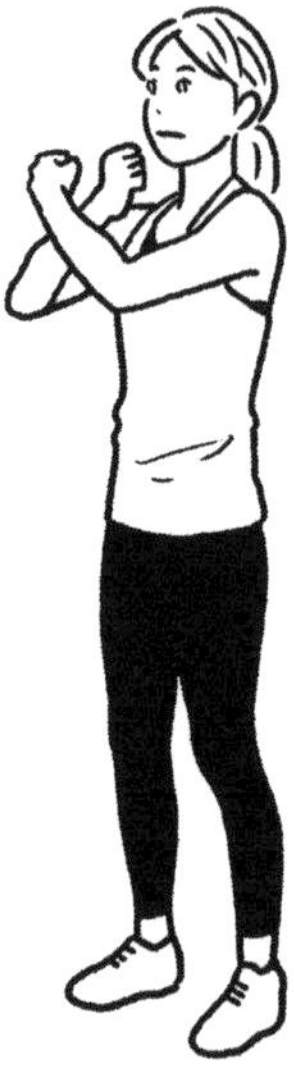

1

足を少し開いて立ち、拳を思いっきり握って胸の前で腕を交差させる。

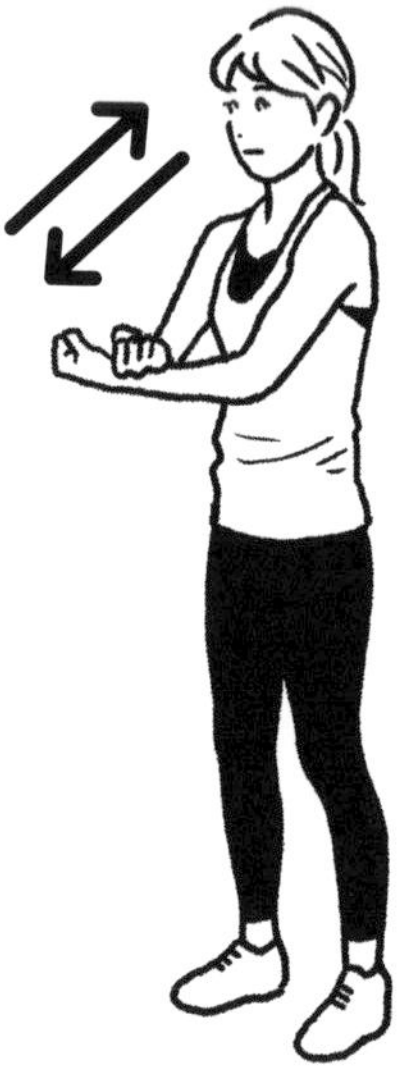

2

右腕左腕とも思いっきり力を入れて押し合う。押し合いながら、ゆっくり外側に倒し、倒しきったらゆっくり内側に戻す。これを繰り返す。左右の腕を入れ替え同様に。

桜前線よりも注目される!?

10 全力「おーい!」全身運動

お花見の場所取り中、仲間がやってきました。全力で「おーいここだよ!」とやってみましょう。大きな動きで、すぐに見つけてもらえますし、脇腹を中心に全身が気持ちよく伸びますよ。動きはちょっとヲタ芸に似ているかも!?

難易度 ●●●○○

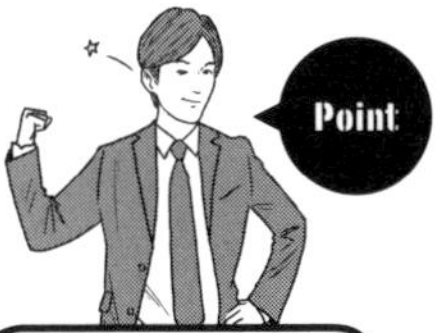

・上げた腕は、耳につけるようなイメージを持てば、しっかり横に動けます。
・腕は力を抜いてぶらんぶらんと振り回してください。

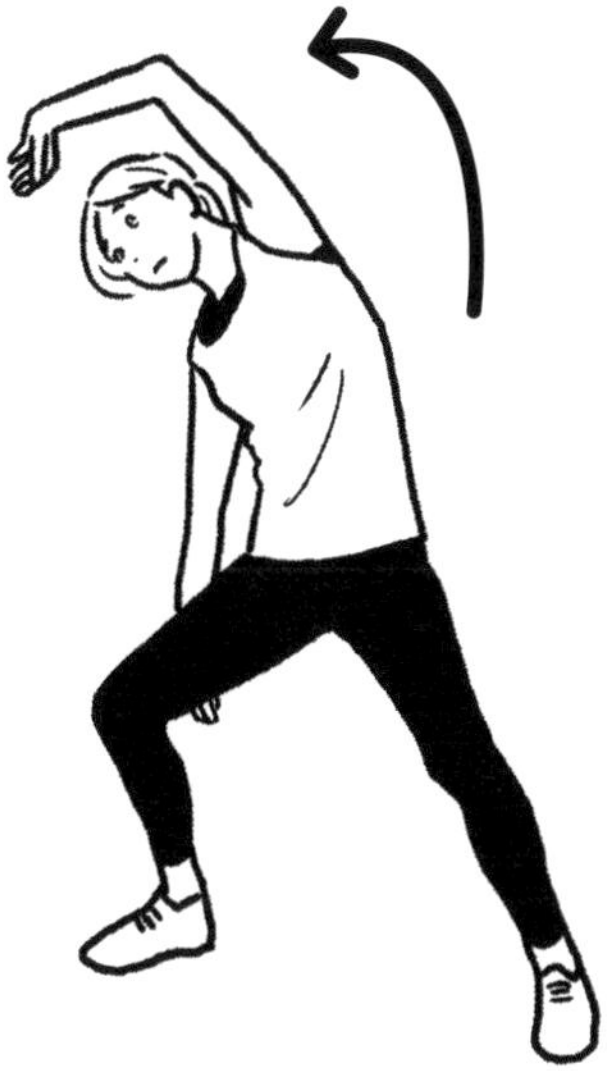

1

足を大きく広げ、片方の膝を曲げ、曲げた方に体重をのせる。両手を上げて、体重をのせた方に下げていく。

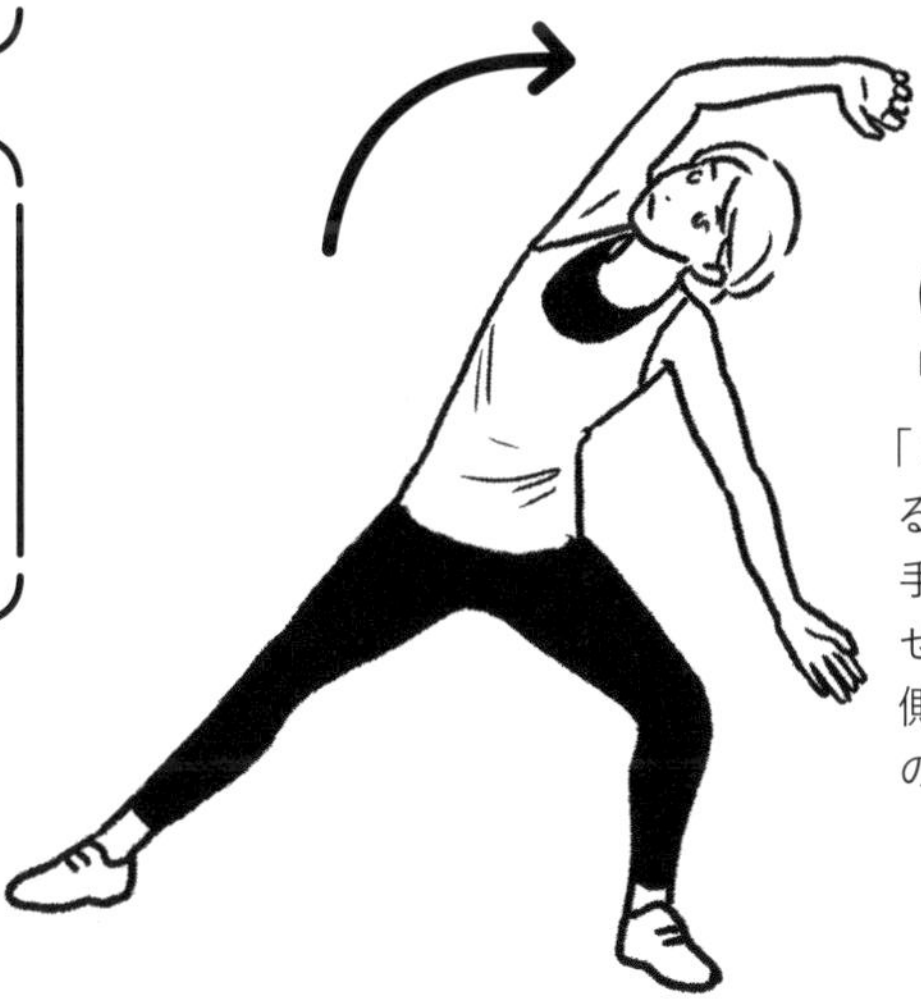

2

「おーい」と手を振る要領で反対側に手と体重を移動させる。その時反対側の膝が曲がる。この動きを繰り返す。

ここに集中!

腹筋を中心に全身

動画でチェック!

花曇りもなんのその、テンション上がる

11 全身でちょいスクワット

スクワットの基礎の基礎です。腰を落とすのはちょっとだけでいいですし、腕の勢いも利用するので負荷が少ないですが、お尻や太ももにちゃんと効果があります。つらいだけがスクワットではありません。この動きで全身を温めましょう。

難易度

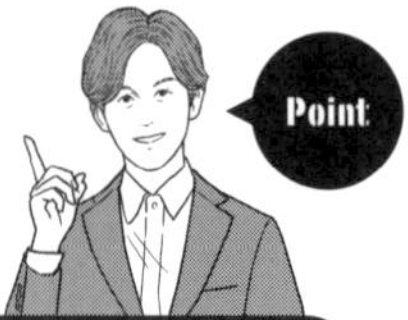

・負荷が少ないぶん、一度に30回は上下運動をしましょう。
・膝が痛いようなら、腰を下げすぎです。もっと浅く行ってＯＫです。

ここに集中！

お尻、太もも、ふくらはぎ、背中

動画でチェック！

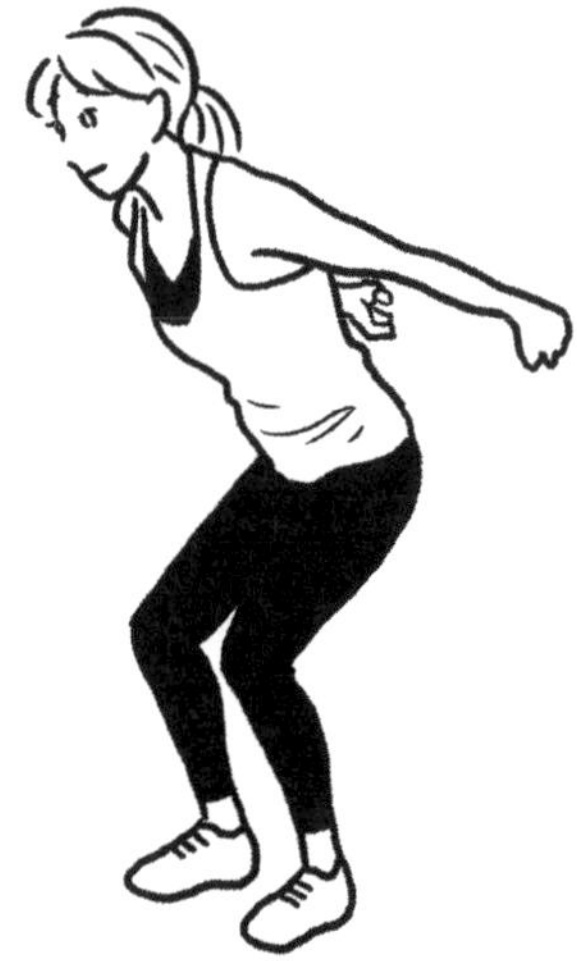

1

足を少し開いて、腰をほんの少しだけ落とす。その時に腕を後ろに下ろす。

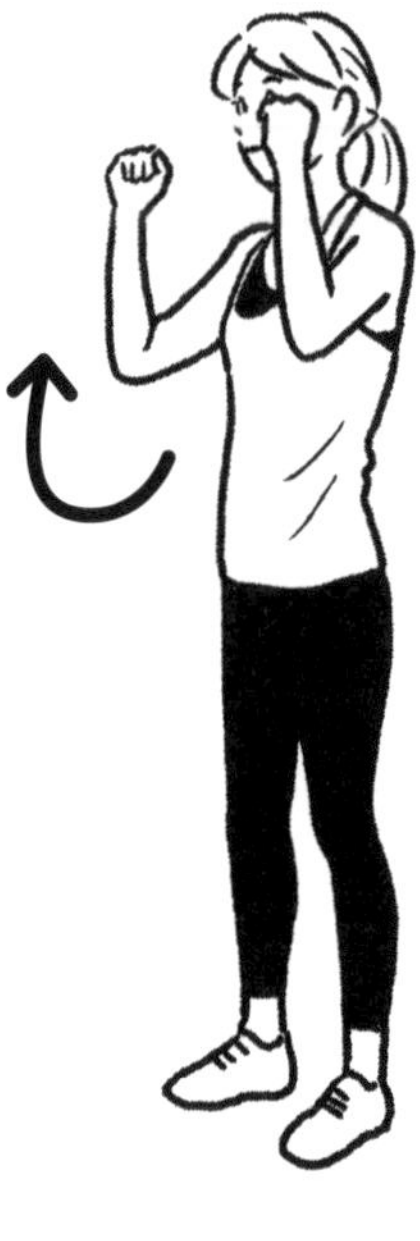

2

腕を上げる勢いでまっすぐ立ち上がる。この上下運動を繰り返す。

夏に向けてラストスパート

12 コマネチ爪先立ちスクワット

こちらのスクワットもきつければ最初は腰を下げるのは浅くてOKです。最初は爪先がぷるぷるしますが、ゆっくりカウントしながら花冷えで収縮した全身の筋肉を動かしていきましょう。

難易度

●●●○○

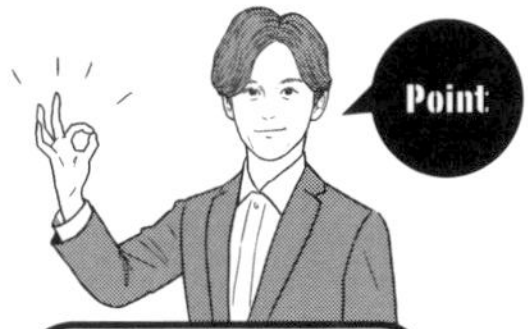

・爪先でしっかりバランスをとってください。
・体の上下の動きをできるだけ小さくしましょう。

ここに集中!

お尻、太もも、ふくらはぎ

動画でチェック!

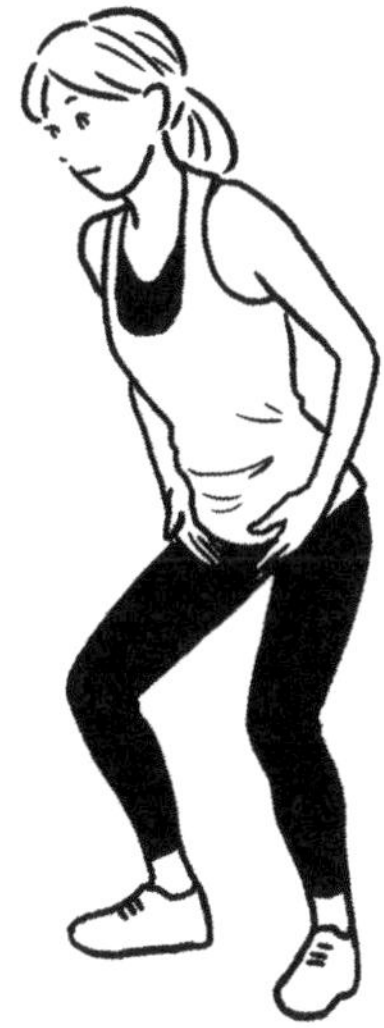

1

爪先を外側に向けて足を大きく開き、鼠《そ》蹊《けい》部に手を挟み、そのまま腰を下げる。

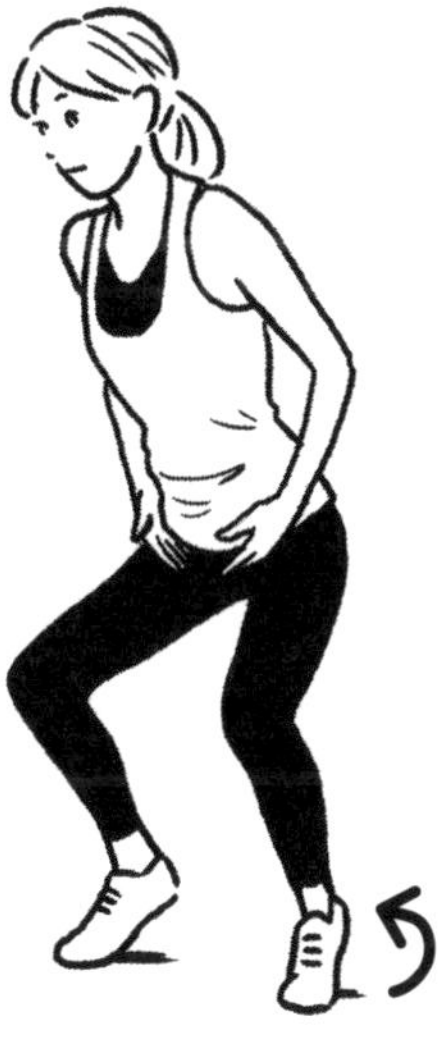

2

腰を下げたまま、かかとを数秒間上げ、下ろす。これを3回繰り返す。

COLUMN 1

その方法で本当に大丈夫?

正しいスクワット、教えます

お尻、太ももの裏・前、内もも、ふくらはぎ、そして背中といった大きな筋肉をいっぺんに鍛えることのできるスクワットは、全身運動としてとっても効率的です。しかし、やり方を間違えると腰や膝を痛めてしまうことも。健康のために続けていたスクワットで体を壊すなんてもってのほか。まずは正しいスクワットを習得するところから、始めましょう。

ポイント

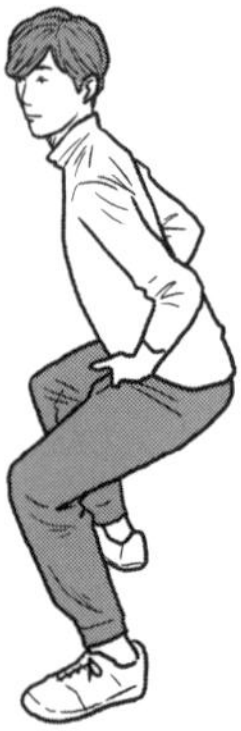

・爪先より前に膝を出さない。
・上半身を固定する。
・猫背にならないように。

備考

・昔、部活動などで「スクワットは腰を低く!」と言われたかもしれません。しかし一度それは忘れてください。腰の角度はそこまで深くなくてもかまいません。
・鼠蹊部に手を挟むことで股関節が使いやすくなり、上半身がロックされ、ぐらぐらするのを防ぎます。
・スクワットで代謝を上げて、燃えやすい体に。冷え性の人は体を温める効果もあります。
・きつすぎるという方はP32の「全身でちょいスクワット」から始めてください。

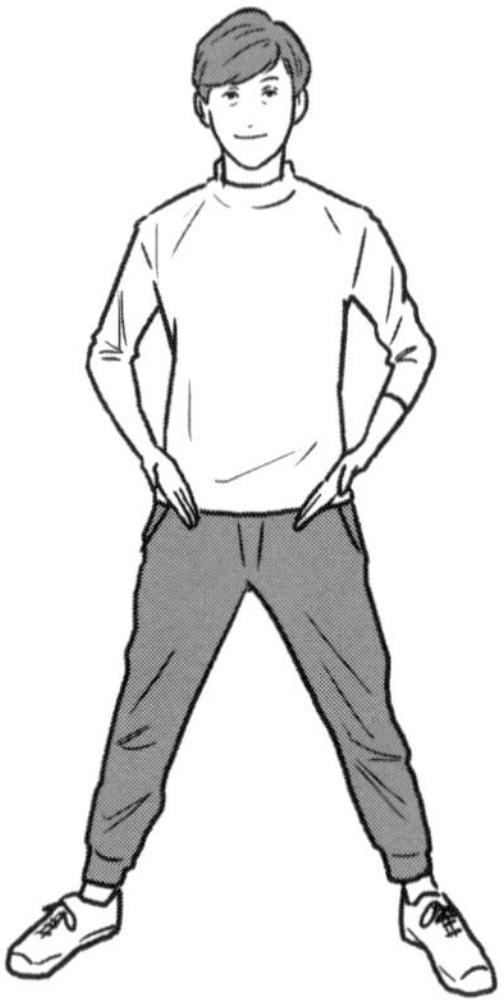

1

肩幅よりもやや広く足を開いて、爪先を外側に向け逆「ハ」の字で立つ。その状態で鼠蹊部に手を当て「コマネチ」する。

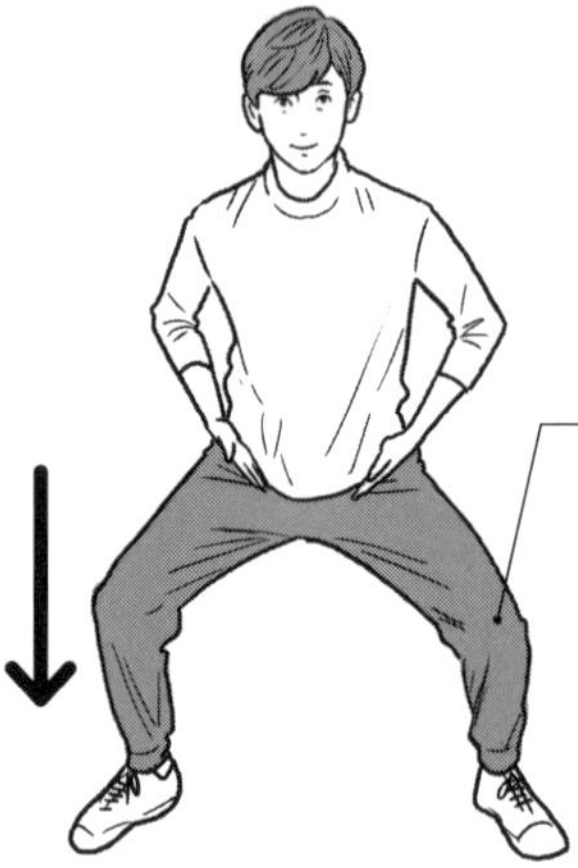

2

そのまま鼠蹊部に手を挟みながら、お尻だけを下げていく。

(膝を曲げる時)膝と爪先の向きを揃えるようにしましょう。

動画でチェック!

夏

summer

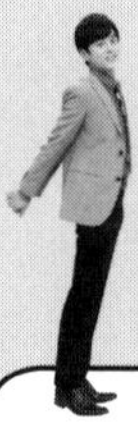

体温調節が難しく
自己管理が大切な季節

夏に、怖い雨が降る理由

日本の夏は平均気温が上がってきているのが現状です。２０２０年の６月から８月の平均気温は、１９８１年から２０１０年までの30年間の平均値より、０・９６度高くなっています。長期的には１００年あたり１・１４度の割合で上昇しているといわれています。

このまま温暖化が進んだ場合のシミュレーションによれば、将来は日本に近づく台風が強まる可能性があります。空気は暖かいほど沢山の水分を含むため、気温が高いほど一度に降る雨の量も多くなります。かつて梅雨の時期は、シトシトとした雨が降り続くというイメージでしたが、近年は長時間に及ぶ集中豪雨にも警戒しなければなりません。

そもそも梅雨を連れてくるのは、「停滞前線」の一種である「梅雨前線」です。記録的豪雨となった２０２０年７月４日の天気図を見てみましょう。天気図には、大陸から日本の東にかけて東西に長く「梅雨前線」が描かれています。その長さは実に３０００～４０００キロにも及びます。梅雨

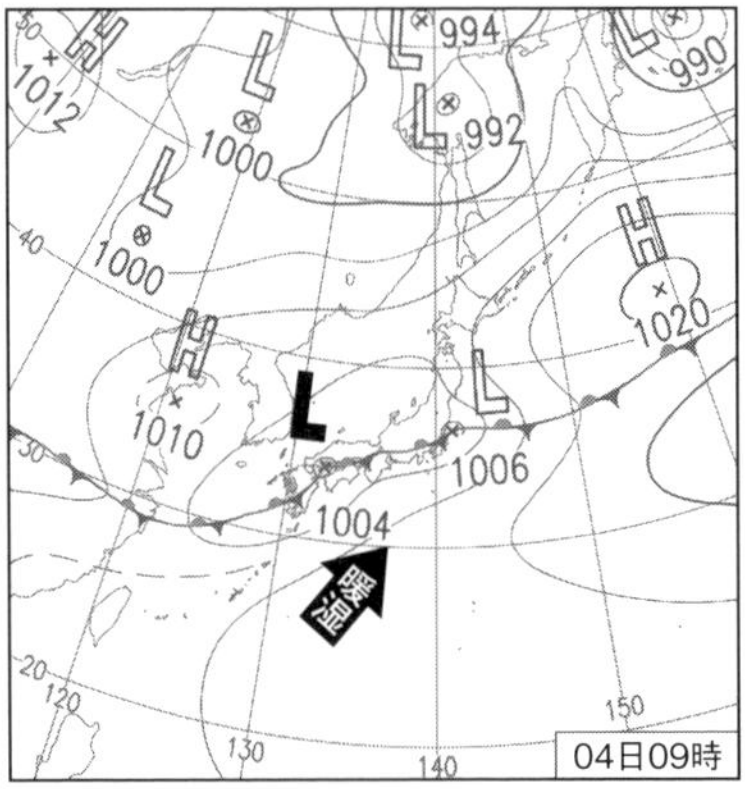

は日本特有のものではなく、東アジア広域に及ぶものだと、これでわかりますね。日本全体で見ると、５月上旬に沖縄で梅雨入りしてから、７月下旬に東北で梅雨明けが発表されるまでの約３ヶ月間が梅雨となります。ある意味、ひとつの季節なのです。

春の章でも「前線」について「暖かい空気と冷たい空気がぶつかる境界線」と説明しましたが、実はその境界線付近ではさまざまな理由で雨が降りやすくなります。「梅雨前線」が出ている時は、南からの空気と北からの空気が押し合い、雨となる場合が多いです。さらにこの天気図では、前線上に「L」という低気圧のマークもあります。この低気圧が出ている場所では、特に雨が強まります。この日、熊本県と鹿児島県には大雨特別警報が発表されました。これは「自分の命を守るための最善の行動」を呼びかける警報です。この時の「梅雨前線」は７月８日まで異常なほど停滞して、その影響で九州から東北各地で７月31日まで大雨になりやすい状況が続きました。球磨《くま》川や最上《もがみ》川などの大河川で氾濫が相次ぎ、土砂災害や低い土地への浸水による人的被害や物的被害も多く発生したことは、みなさんも記憶に新しいでしょう。気象庁によって「令和２年７月豪雨」と名づけられたこの大雨の総降水量は、長野県や高知県の多い所で２０００ミリを超え、結果、７月上旬に全国のアメダス地点で観測した降水量の総和及び１時間降水量50ミリ以上の発生回数が、ともに１９８２年以降で最多となりました。

降水量と降水確率

「1時間降水量50ミリ」が一体どのくらいのものか、すぐイメージできますか？

降水量とは、文字通り「降った雨の量」のことです。重要なのは、その雨がどこにも流れ去らずに、そのままたまってしまった場合の水の深さだということです。この説明では「1時間降水量50ミリ」をまだイメージできませんよね？　では一度、別の単位に変換して考えてみましょう。1時間で50ミリとは、1時間に1回、1平方メートルの土地に50kgの水が落ちてくるということです。記録的大雨の時はそれ以上のレベルの雨が広い範囲で降ることになります。脅威だと思いませんか？　また「1時間に50ミリから80ミリ」は予報用語で「非常に激しい雨」といい、「滝のように降る、ゴーゴーと降り続く雨」と定義しています。これは「傘はまったく役に立たなくなる」「車の運転は危険」といわれる状態です。そのような雨の回数がここ約40年で一番多かった期間、それが「令和2年7月豪雨」だったのです。

せっかくですので、「降水確率」についてもちょっとお話ししましょう。

降水確率は、「指定された地域、時間帯に1ミリ以上の降水がある確率」です。例えば、「降水確率70％」だと「同じような気候条件の時に、およそ１００回中70回はその地域内のどこかで

1ミリ以上の降水がある」ということを意味しています。気をつけないといけないのは「1ミリ以上」だということです。小雨なのか、大雨なのか、ずっと続くのか、ということは一切表現していません。「降水確率10％」だと、「ほとんど降る確率はないうえ、降ったとしても小雨」なんて思われている方もいるようですが、雨量に関してはこの降水確率の数字では表していないので、残念ながら降水確率10％でも土砂降りになることもあります。

ちなみに個人的には降水確率30～40％くらいあれば、傘を持って出かけることをお勧めします。まぁ僕は、傘は毎日持ち歩いているんですけどね。

警報の読み取り方

先ほど、２０２０年7月4日に熊本県と鹿児島県に大雨特別警報が出たと説明しました。この警報は、最も高い警戒レベル「5」で「自分の命を守るための最善の行動」を呼びかけています。警戒レベルは1～5までありますが、実は２００７年までは「3」まででした。大雨など大災害が多くなり、命の危険がすぐそこまで迫ってきていることを伝えるために、２００８年にレベル4（土砂災害警戒情報）、２０１３年にレベル5（特別警報）が設定されました。

しかし勘違いしないでいただきたいのが、5までできたからといって、既存の警報に該当するレベル3が危険でないというわけではありません。そもそも「警報」は大雨、地震、津波、高潮などにより、重大な災害が起こる恐れがある場合に発表して警戒を呼びかけるものです。危険度は変わっていません。特にレベル5が出た場合はすでに避難が困難になっている可能性があります。ここに至る前の段階で避難行動をとる必要があります。警報の有無、そしてこの数字の意味をしっかり理解しておきましょう。ちなみにレベル3は赤、4は紫、5は黒で表記されます。この色も覚えておくと、いざという時、理解が早いかもしれません。

また「猛烈な」という表現を天気予報で聞いた場合も、警報と同じくらい注意をしてください。この言葉は、気象学では最大級の強さの表現として定義されています。「猛烈な雨」「猛烈な風」と表現されれば、それは命の危険があるということです。注意して、地元市町村の避難情報を確認してください。

暑い夏こそ体が冷える

夏に長く続く大雨は、自然災害だけでなく、僕たちの体調にも影響を及ぼします。雨が続き、湿度が高くなると、汗が乾きにくくなります。人間は汗をかいて、蒸発させることで肌の表面を涼しく保ち、体温調節をしています。つまり汗は、夏の打ち水のようなものなのです。汗が乾きにくいと、今度は汗が出にくくなってきて、体の中に水分がたまって、末端がむくんできます。そうなると末端の血流が滞り、筋肉が硬くなっていきます。また、末端への酸素供給が鈍くなることで、痛みの神経が刺激されて肩こりなどの症状が現れます。湿度が上がるにつれて、慢性痛がひどくなる、という方もいるんです。

さらに悪いことに、そうやって硬くなった筋肉は、周囲の血管と痛みの神経を圧迫します。血流が滞り、痛みはさらに助長されます。また、硬くなった筋肉は動きが鈍くなるので、末端の体温が上がりにくくなり、やがて冷えにつながります。暑い季節なのに湿度が高いと体が冷えてしまうのは、このような理由が考えられます。

また、先ほども書きましたが、夏の気温は上がり続けています。

このような暑さの時は、エアコンを使わないと命の危険もあります。しかし冷房によって体温調節ができなくなり、汗をうまくかけず、先ほど申し上げたような冷えの症状がでてきてしまうこともあるのです。

夏なのに汗をかきにくい。そんなジレンマを、ストレッチで解消しましょう。炎天下にランニングに行くのは危険です。ジムにも行くまでが億劫《おっくう》でしょう。汗をかくためにエアコンを消すなんてもってのほか。涼しい部屋の中にいても、夏のストレッチを10分間行えば、代謝が上がって、じんわり体がぽかぽかしてきますよ。夏こそ、ストレッチで体を温めましょう。

梅雨が始まるよー!

13「雨、降ってるかな?」腹斜筋運動

さあ、いよいよ夏がやってきます。どんどん腹筋を追い込んでいきましょう。とあるメジャーリーガーもやっているストレッチです。腕の力を抜き、ぶらんぶらんする遠心力を利用して腕を体に巻きつけるイメージで、リラックスしながら行いましょう。

難易度

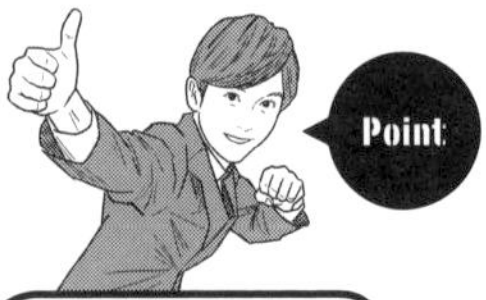

・1は掌にお皿が載っているイメージで行うと腕の筋が気持ちよく伸びます。
・ぶらんぶらんする時は体を動かさず、腹筋を意識してください。

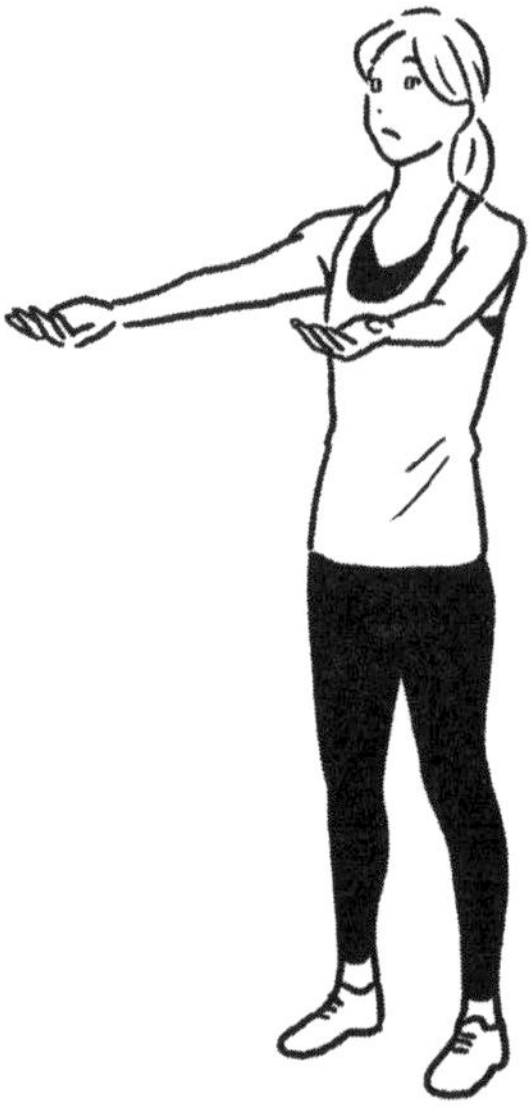

1

足を肩幅に開き、「雨、降ってるかな?」と確かめるイメージで掌を上にして腕を前に出す。

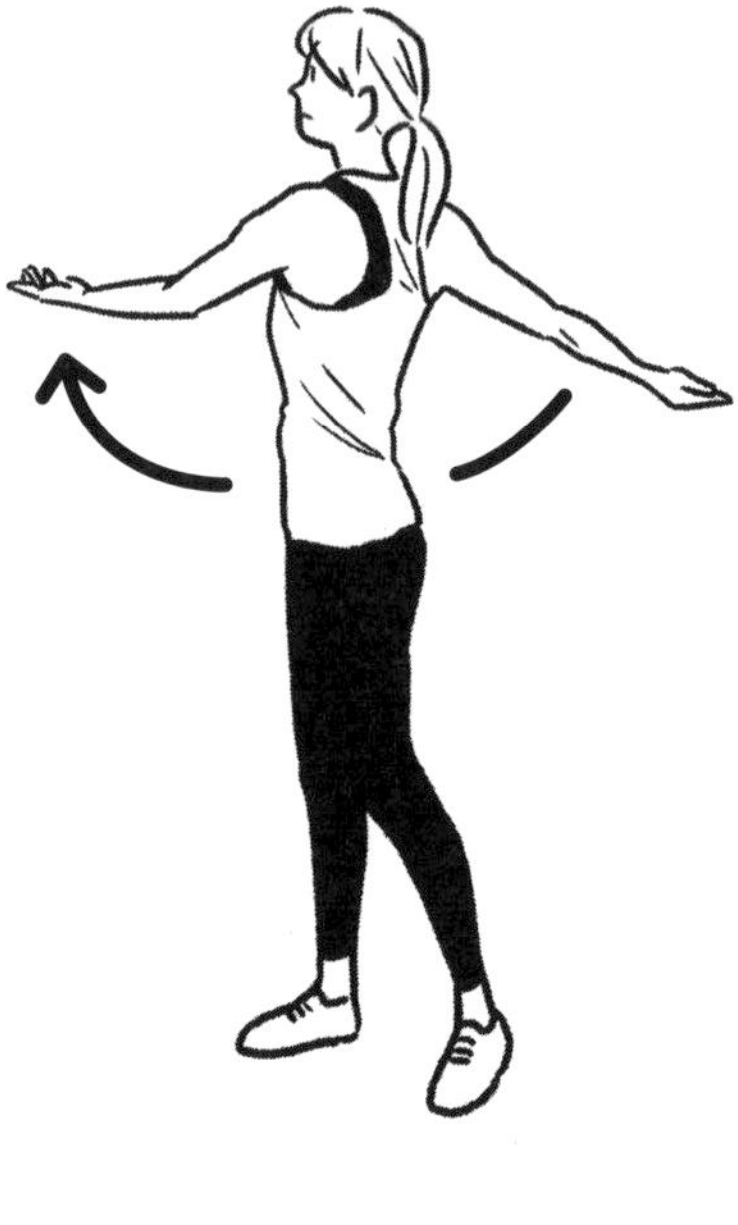

2

力を抜いて右左に腕をぶらんぶらん回す。

ここに集中!

腹筋、肩

動画でチェック!

入道雲まで届く大声で！

14 背筋を鍛えるバンザイ！

夏休みがやってきた！ 「バンザーイ」としたくなる気持ちを利用して背筋を鍛えましょう。薄着になる夏は、締まった背中を見せたいですよね。足を上げる時に、膝を曲げずにまっすぐ伸ばして美尻を目指しましょう。

難易度

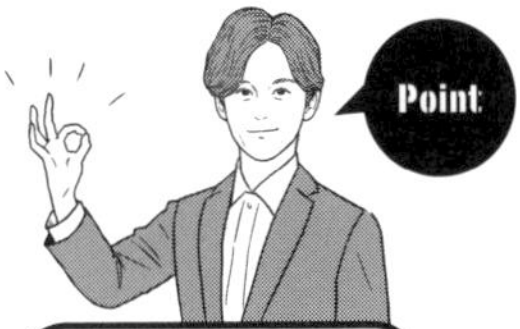

・2で足をまっすぐ伸ばすのがきつい方は、上げるだけでもかまいません。それだけでも腰痛に効きます。

・呼吸を意識して「バンザーイ！」と言いながらだとちょうどいいです。

ここに集中！

背筋、お尻、腰

動画でチェック！

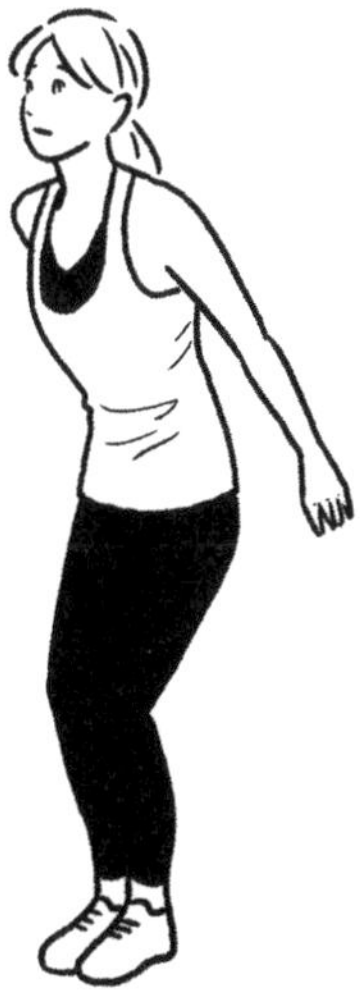

1

足を揃えてまっすぐ立った状態から膝を曲げて、腕を勢いよく下げる。

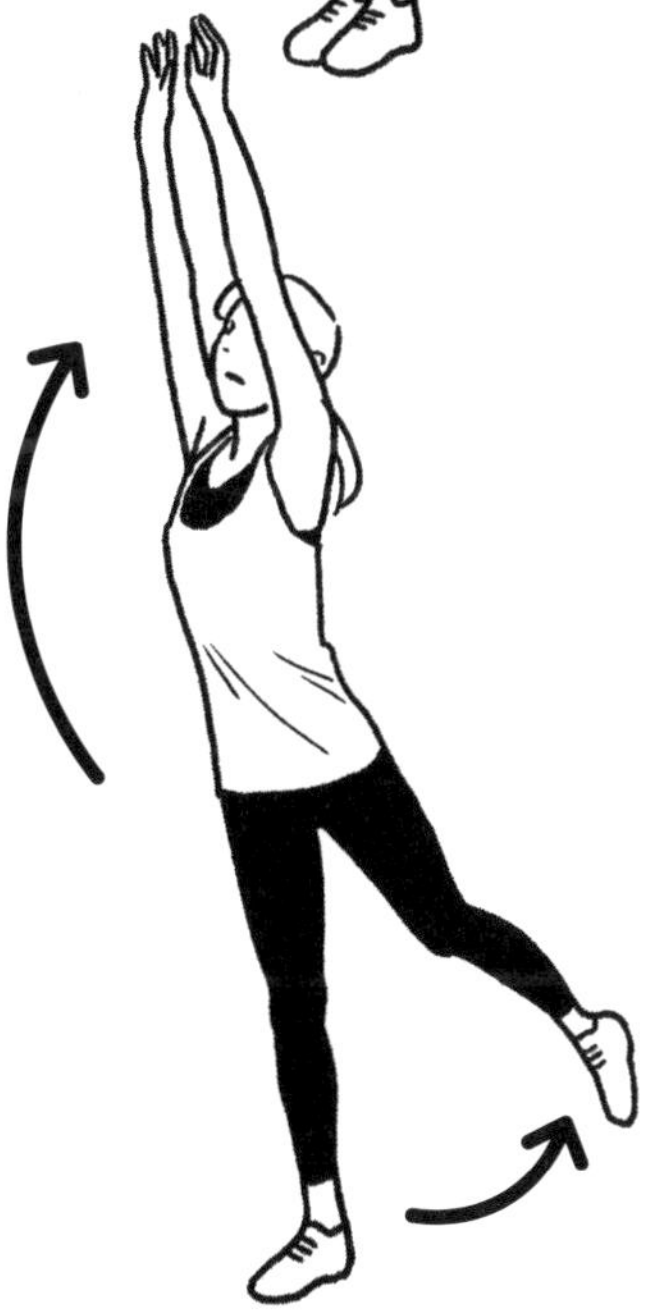

2

勢いをつけたまま両腕を上に上げて「バンザイ」をする。その時背筋を意識して、片足を後ろにまっすぐ上げる。足を左右交互に上げて、10回行う。

熱帯夜に静かに動かす!

15 爪先クロス

前屈でもも裏のストレッチをしつつ、体をひねる時に息を「フッ」と吐いて同時に腹筋も鍛えましょう。ももの筋をゆっくり伸ばすので、水泳など夏のスポーツの前、怪我予防にも効果的です。

難易度

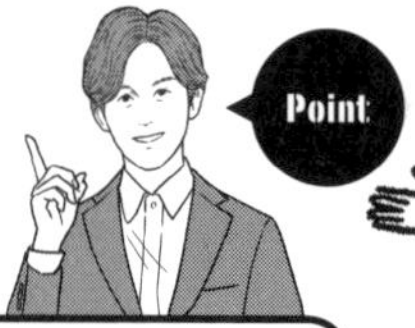

・2で爪先をタッチする際、視線は後ろを向いているようにしましょう。
・膝と背中が曲がらないように。体が硬くて爪先まで指が届かない場合は、できる範囲でＯＫです。

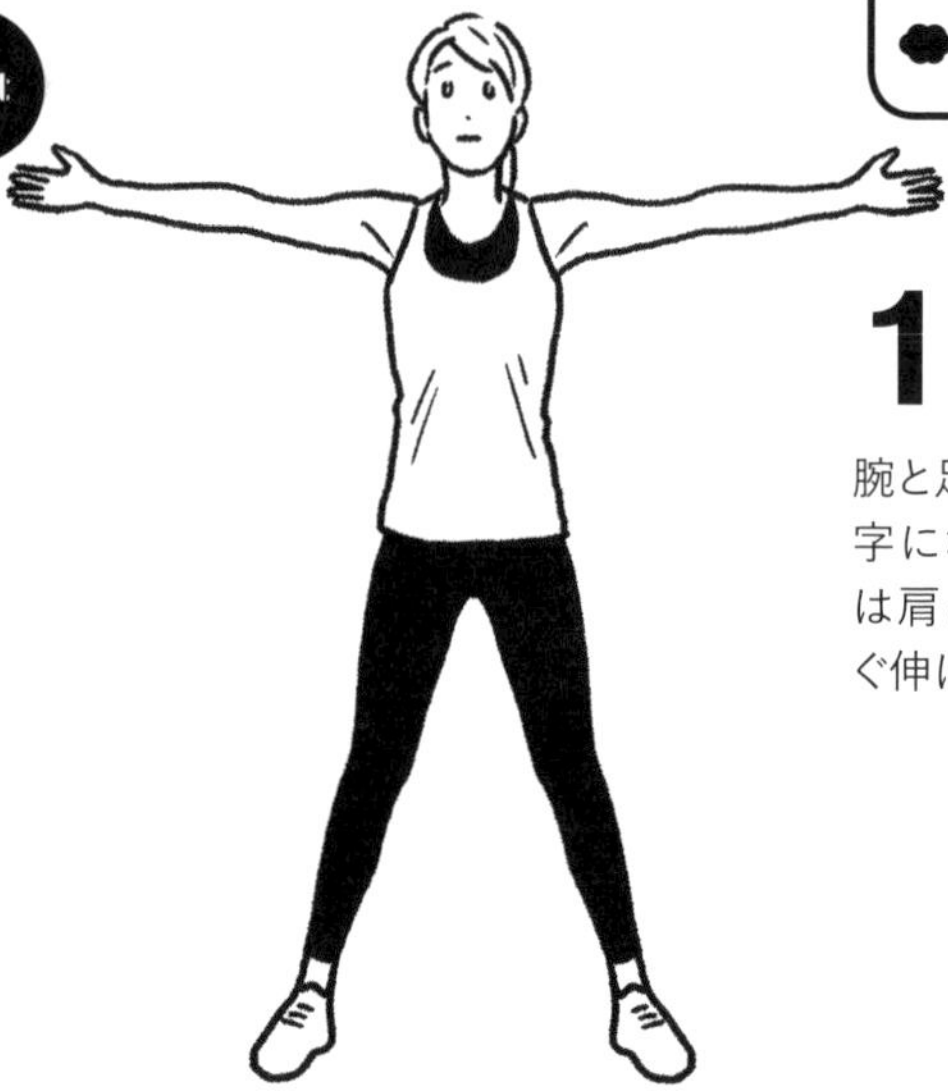

1

腕と足を広げて大の字になって立つ。腕は肩と水平にまっすぐ伸ばす。

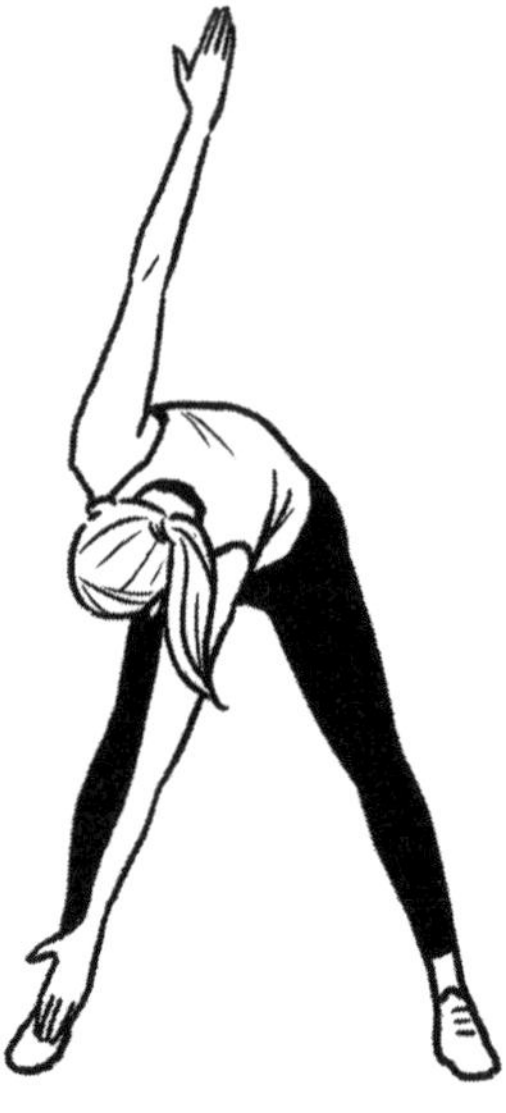

2

左手の指先で右の爪先をタッチ。手も足も曲げずに、息を吐きながら行う。そのまま起き上がって、右手の指先で左の爪先もタッチ。この動きを繰り返す。

ここに集中!

もも、腹筋、背中(腰含む)

動画でチェック!

凪の海辺でもどうぞ

16 カニさんかかとタッチ腹筋

そろそろスクワットにも慣れてきましたね。では難易度を上げていきましょう。スクワットで足腰を鍛えながら横っ腹にも効いてくれるトレーニングです。カニさんみたいなポーズですから、覚えやすいですね。

難易度

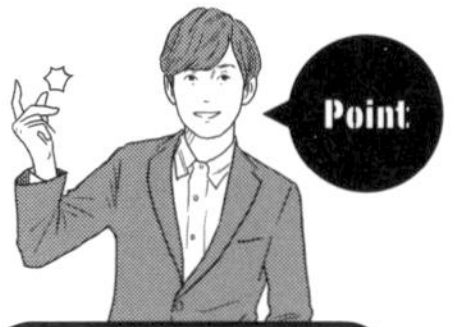

・頭は動かさないでください。目線も下がってはいけません。

・かかとに手が届かない場合は、触ろうとするだけでもかまいません。

ここに集中!

お尻、もも、腹筋

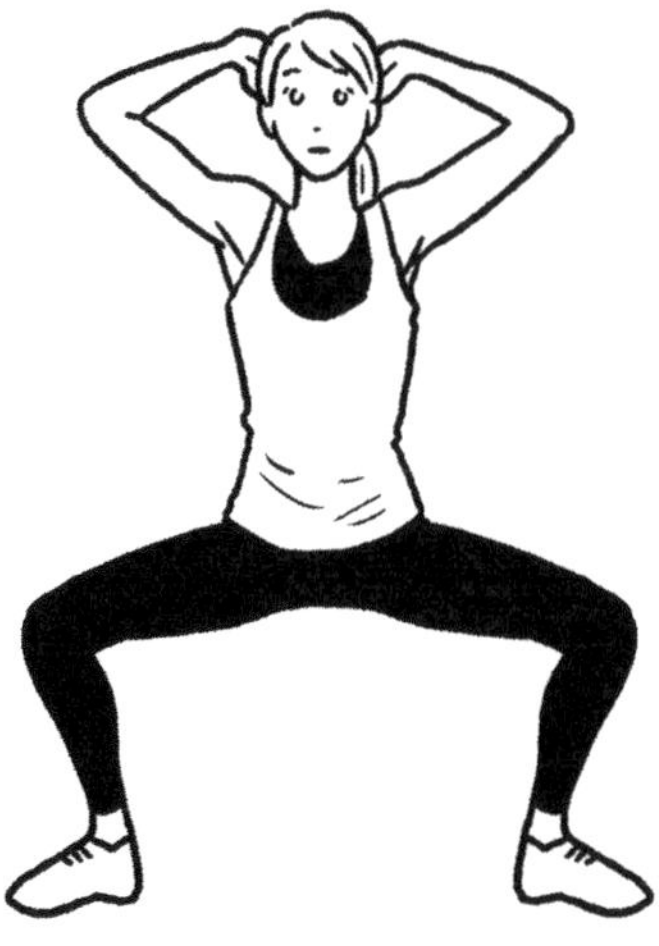

1

爪先を外側に向けて大きく足を広げて立ち、そのまま膝を曲げて腰を下げる。両手で頭の後ろを押さえるようにして胸をはる。

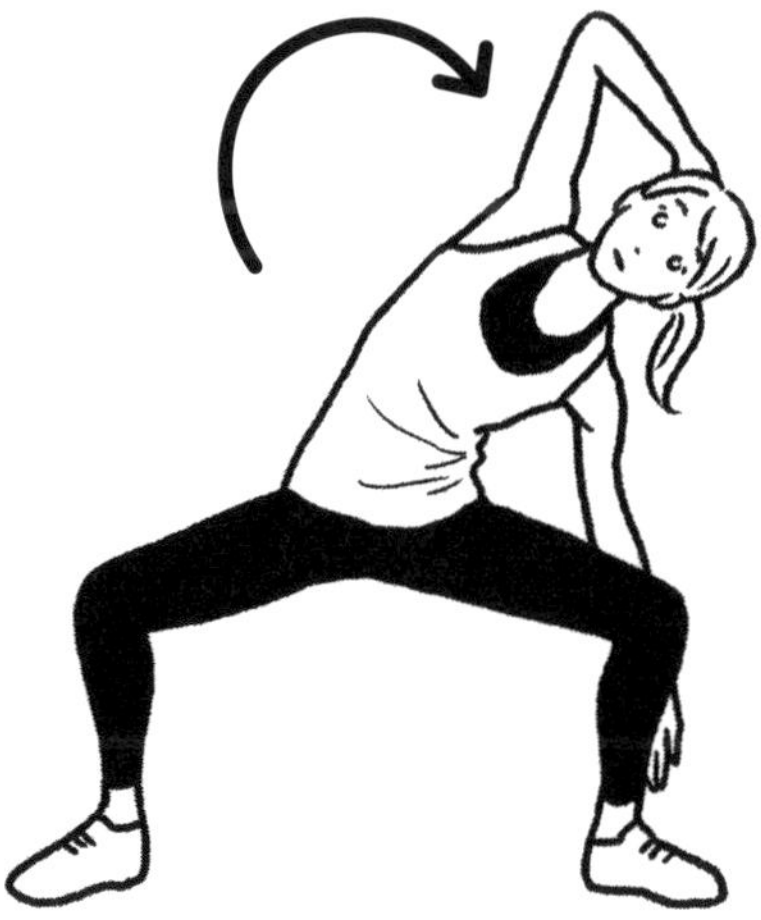

2

正面を向いたまま、ゆっくり左側に倒れていき、左手で左足のかかとをタッチ。この時息をしっかり吐く。タッチしたら、またゆっくり体を戻し、反対側も行う。

動画でチェック!

不快指数MAXの日こそ燃え尽きよう

17 二の腕痩せカウボーイ

夏の湿気で不快指数最大の日。エアコンの下に長い間いると汗をかきにくい体になってしまいます。そんな時は涼しいお部屋の中でも、活発に体を動かしましょう。実は腕を肩より上に上げるだけでも、結構きついんです。

難易度

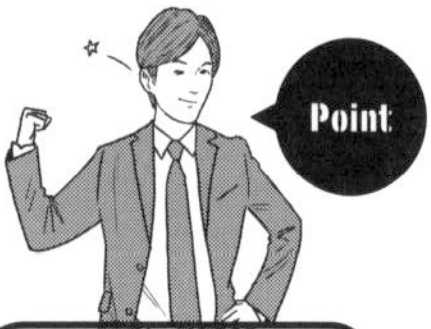

・二の腕の「ふり袖」といわれている部分がぷるんと揺れるのを感じながら腕を回しましょう。

・最初はタオルを頭上で回せるか片手ずつ練習してみましょう。

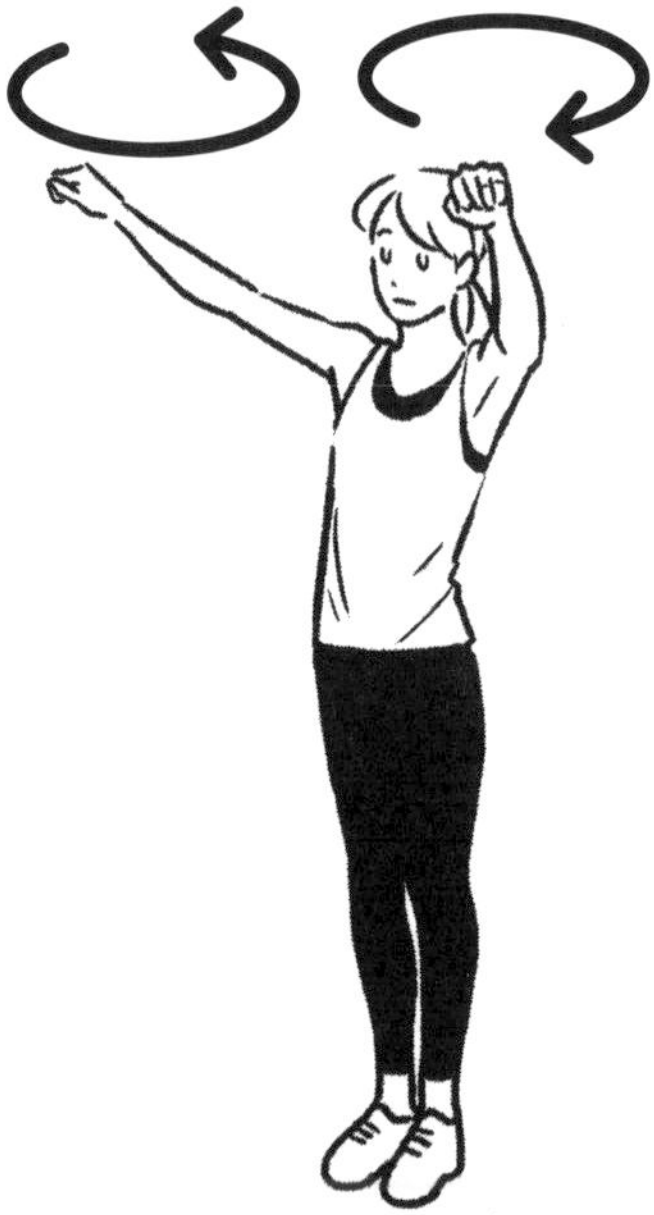

1

足を揃えてまっすぐ立ち、両腕を上げる。片手ずつに持った紐状のものをカウボーイのように頭の上で回すイメージで、軽く拳を握って内側に回す。

ここに集中!

二の腕（上腕三頭筋）、肩

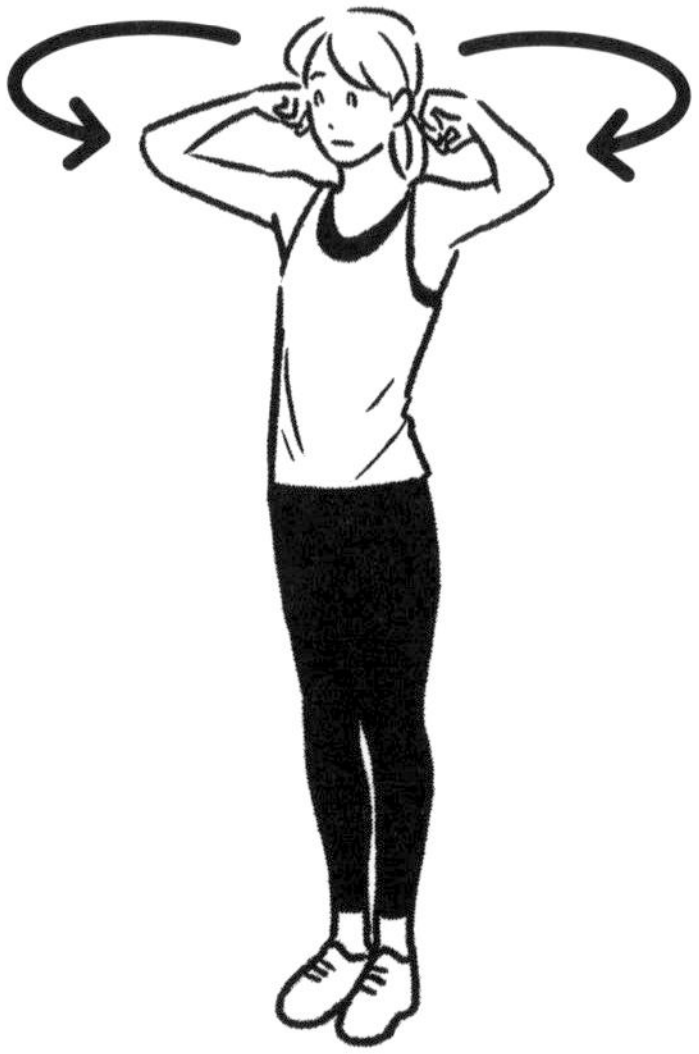

2

耳の後ろに拳がきて、腕が動きにくくなったところで、外側に腕をクルッと振り出す。1、2の動作を繰り返し続ける。

動画でチェック!

うだる暑さを泳ぎきれ!

18 クロール肩ストレッチ

水泳のクロールの動きにちょい足しで、二の腕と肩まわりに効くストレッチ。日頃デスクワークの方にとっては、なおさら気持ちいいですよ。

難易度

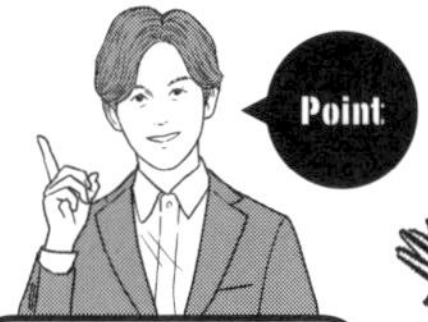

・手首は可動域の限り動かしましょう。
・腕を伸ばして、大きく回すことも大切です。

ここに集中!

二の腕、肩

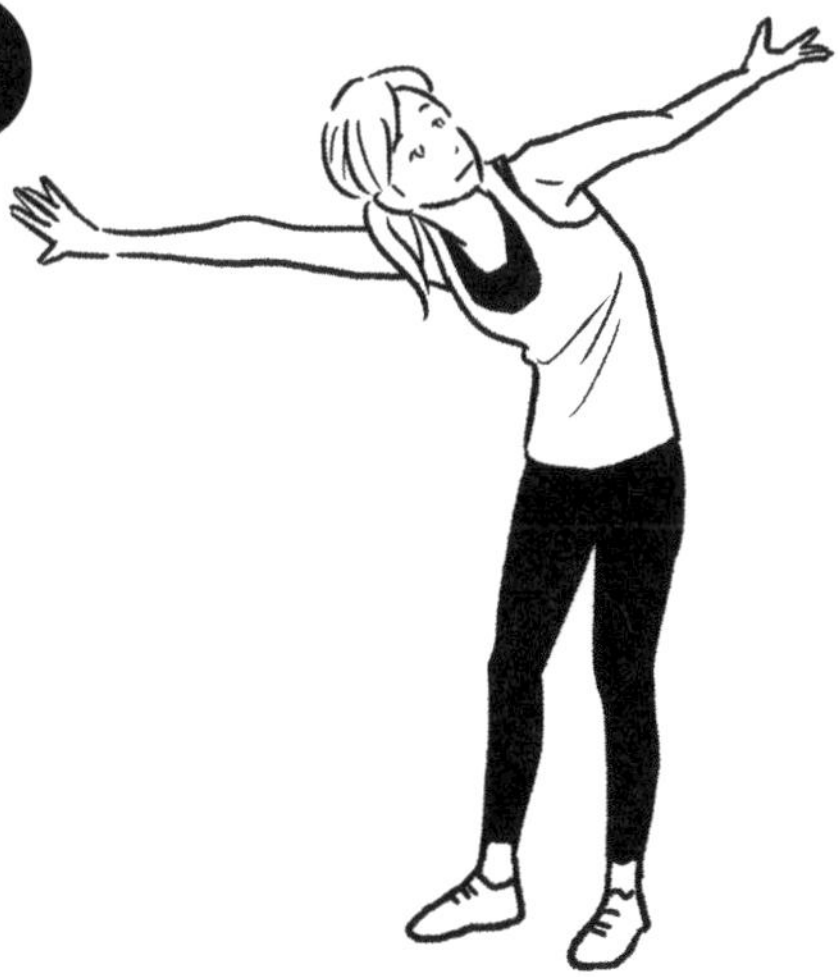

1

足を肩幅に開いて立ち、両腕を前に出してクロールで息継ぎをするように片腕を回す。

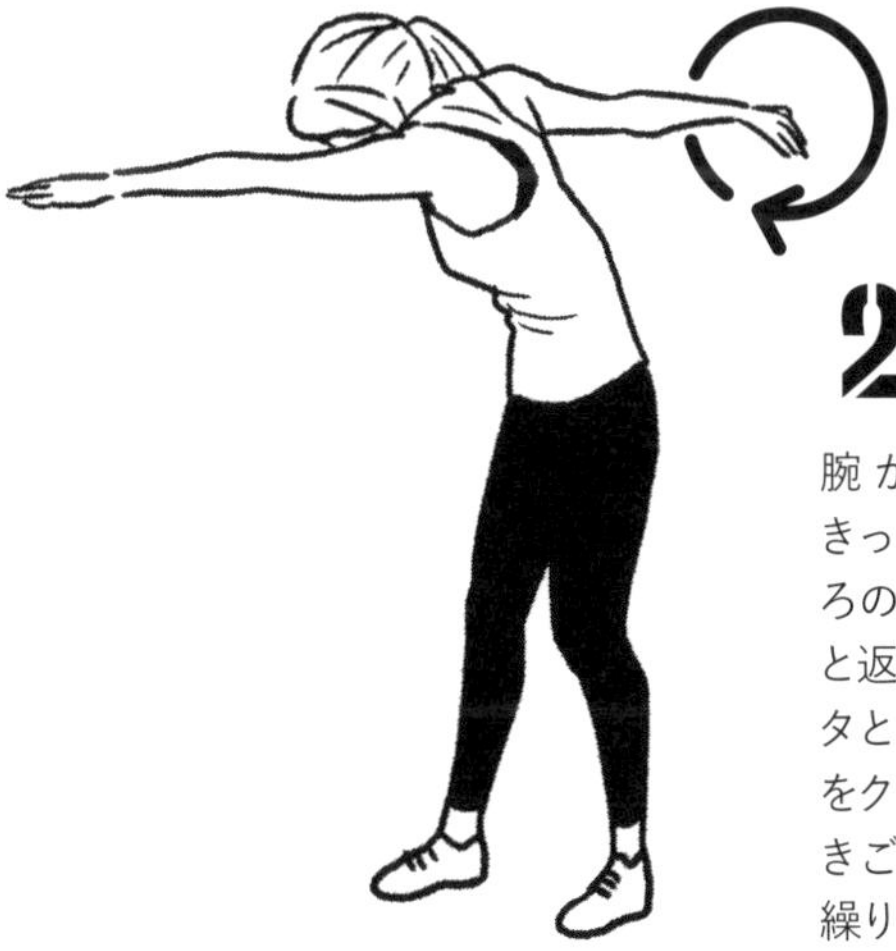

2

腕が前後に伸びきったところで、後ろの手の掌を表、裏と返すようにパタパタと振る。この動きをクロールのひとかきごとに行い10回繰り返す。

動画でチェック!

うだる暑さを泳ぎきれ！　パート2

19 肩甲骨グリグリ平泳ぎ

次は平泳ぎのフォームを思い出してみましょう。こちらも肩こりに効きますよ。水泳は着替えなど時間もかかりますが、これならすぐにできますね。息継ぎをするタイミングにあわせて呼吸をすれば深呼吸に近く、リラックス効果もあります。

難易度

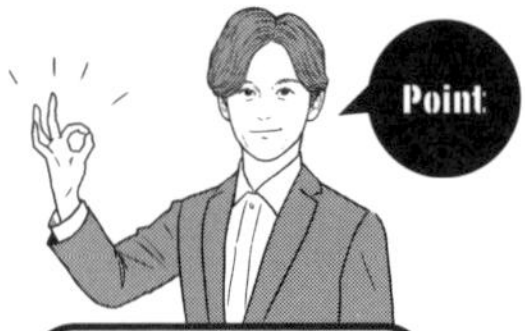

・腕はしっかり真上に伸ばし、真横に下ろしてください。
・肩甲骨がゴリッといいそうなところで、手を返して胸の前にもってきてください。

ここに集中！

肩甲骨まわり、肩、二の腕、お尻、もも、ふくらはぎ

動画でチェック！

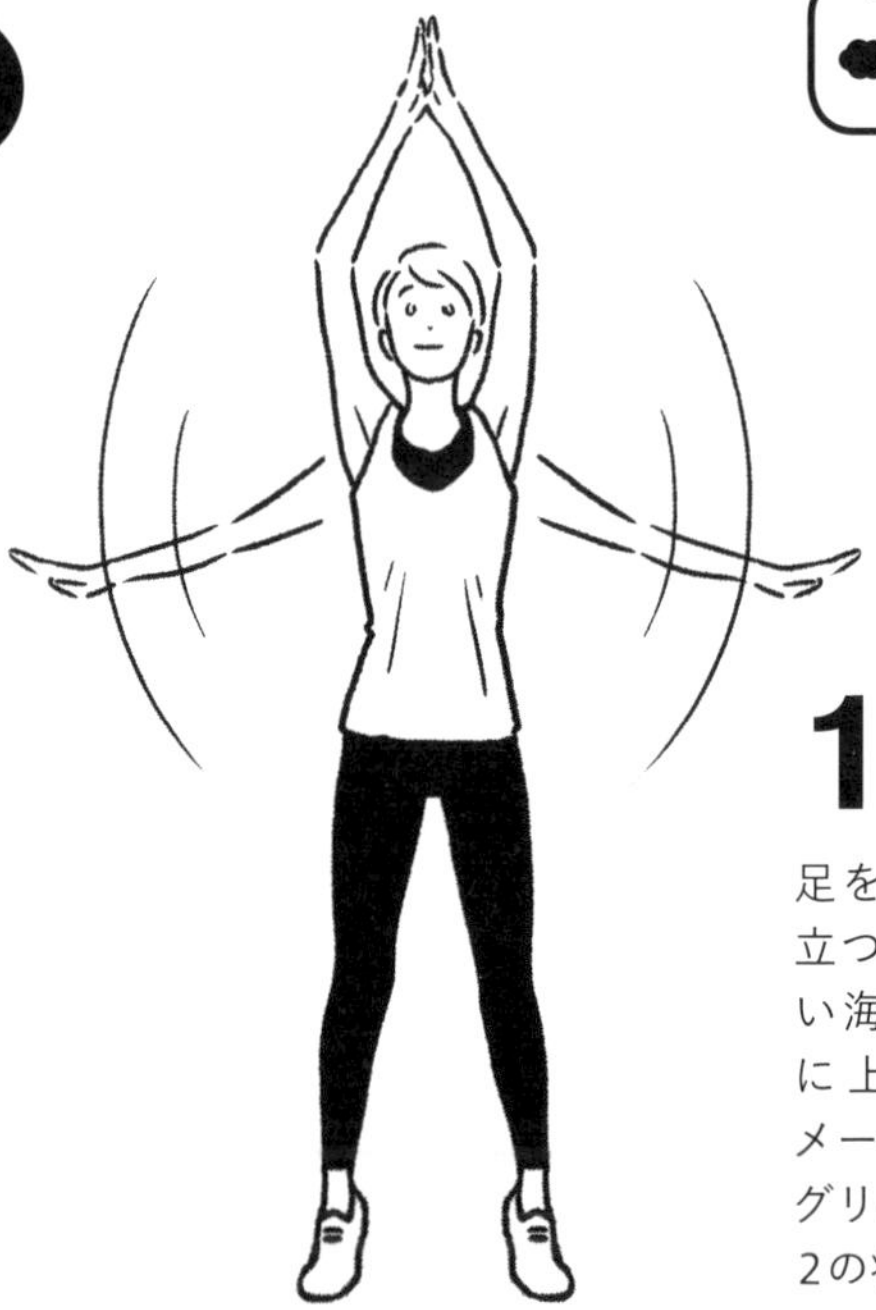

1

足を肩幅に広げて立つ。平泳ぎで、深い海の中から水面に上がっていくイメージで、手をグリグリと大きく掻いて2の状態に。

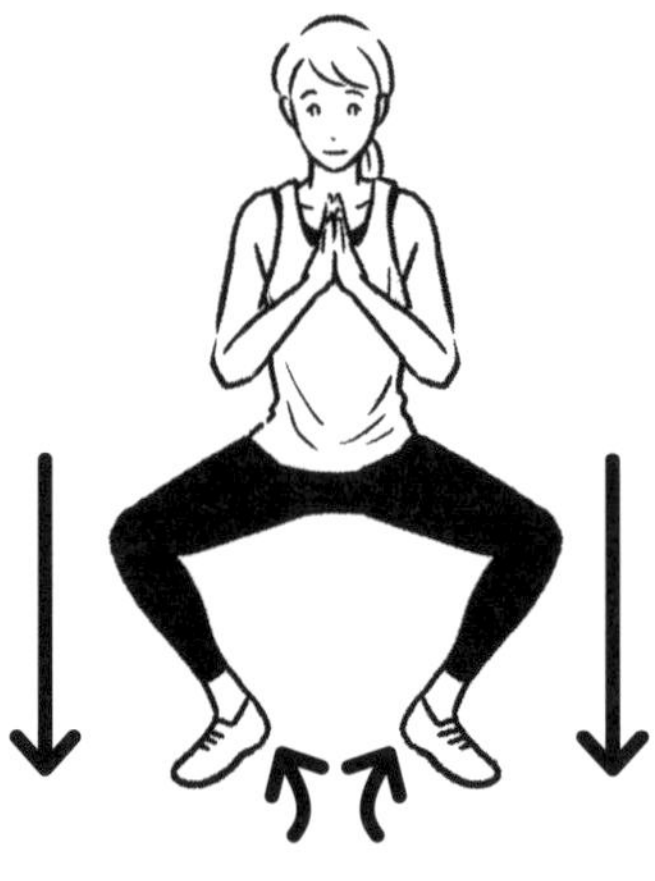

2

足を蹴る時は、膝を曲げてかかとを浮かせる。そしてまた1の状態に。これを繰り返す。

腹筋に稲妻を走らせる

20 スイカ割り腹筋

夏の風物詩、スイカ割りのフォームを進化させて、腹筋運動をしましょう。ももを上げることで腹筋にも効きます。勢いが大切な運動ですが、足音がうるさくならないよう注意しましょう。足を床につける時は、必ず爪先からですよ。

難易度

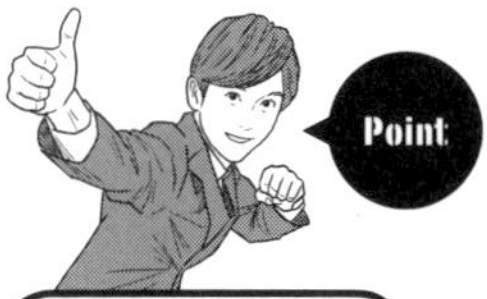

・膝を上げるタイミングと、腕を下ろすタイミングは一緒です。
・腕を曲げずに必ず勢いをつけて行ってください。

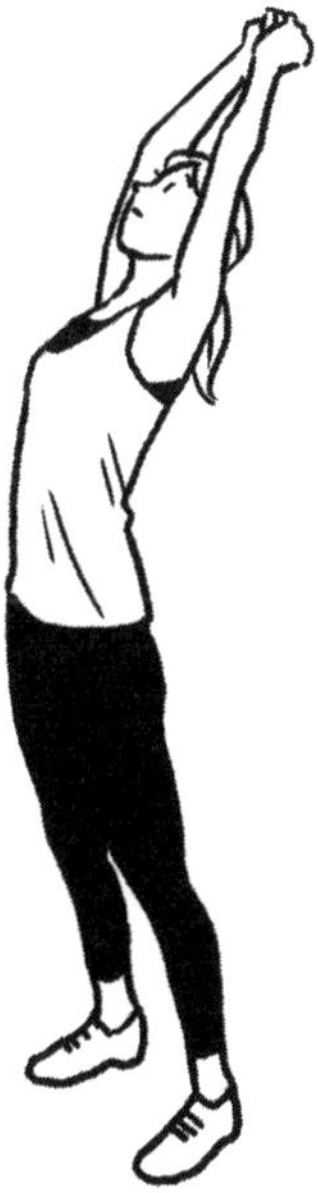

1

長い棒を振り上げるイメージで、腕を上げ、体を反らせる。

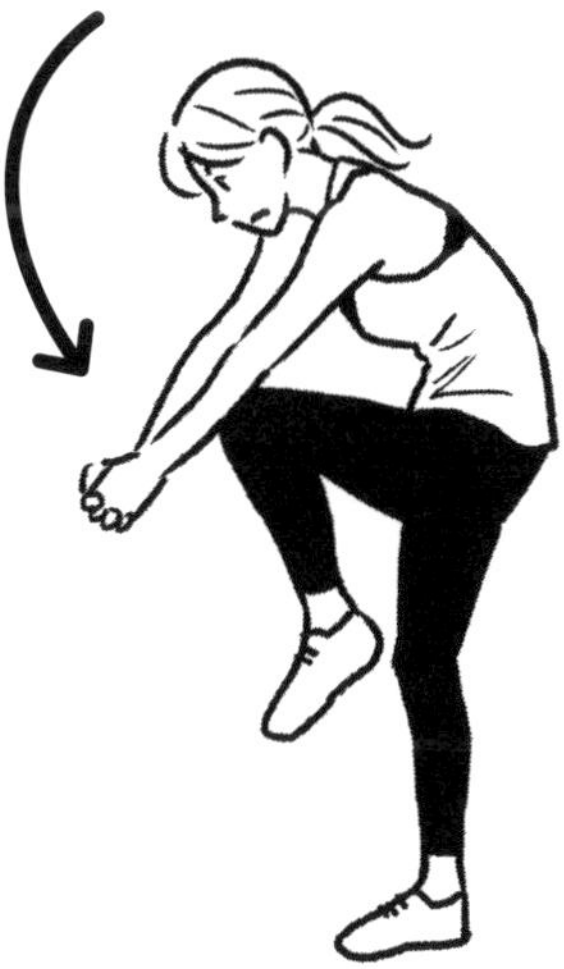

2

腕を力一杯下ろし、同時に片方の膝を上げる。膝の上にあるスイカを腕で割るイメージ。これを左右の足で繰り返す。

ここに集中!

腹筋、股関節

動画でチェック!

雨に唄えば、全身運動！

21 ラジオ体操ちょい足しルンルン

誰もが知っているラジオ体操のあの動きに、負荷をちょい足ししました。太ももを中心に全身に効き、続けると結構きついですが、ご機嫌なポーズなので、気持ちも上がるはず。目線を上に向けて、ミュージカルの出演者になった気持ちで、さぁどうぞ！

難易度

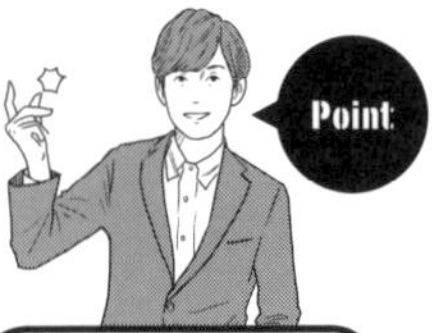

・足を伸ばす時に、膝が曲がらないように。
・目線を上にすると◎。

ここに集中！

全身（特にもも）

動画でチェック！

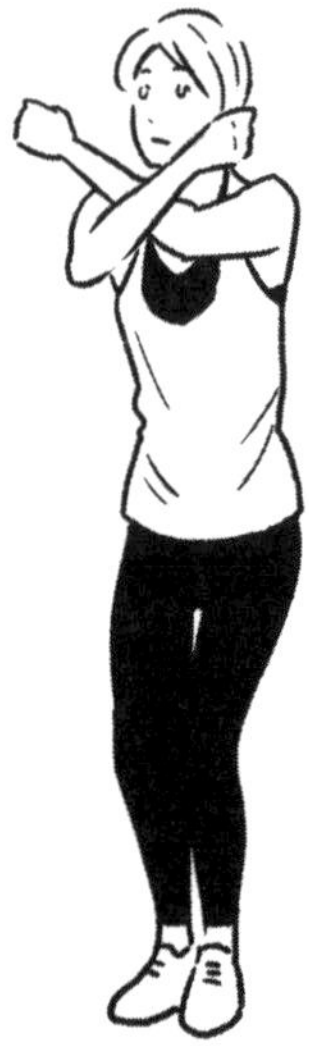

1

足を揃えて立ち、膝を曲げて腰を落としながら、交差した腕を横に振る、ラジオ体操第一の冒頭のアレをする。

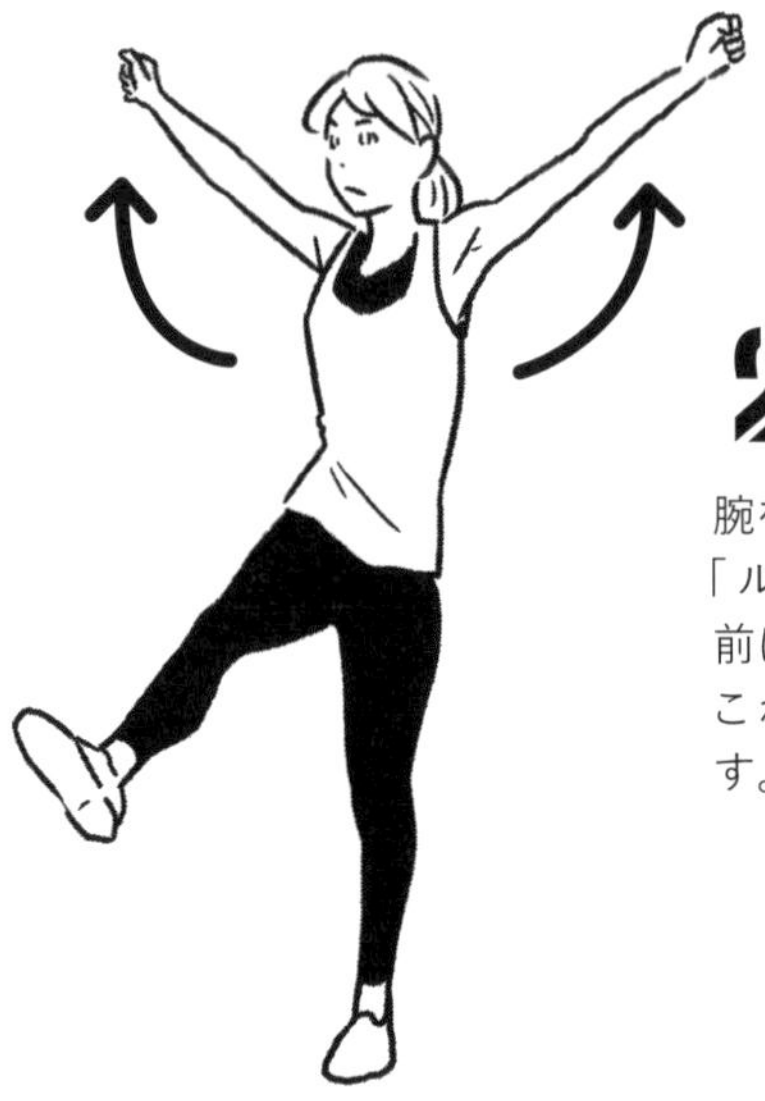

2

腕を振りきった時に、「ルン♪」と片足を前にまっすぐ上げる。これを左右繰り返す。

背中の体脂肪に〝局地的に〟アタック

22 後ろへならえ!

背中に脂肪がたまっていると、肩こりだけでなく姿勢もどんどん悪くなります。Tシャツ1枚でもキマる、綺麗な後ろ姿でいたいなら、「前へならえ」じゃなくて「後ろへならえ」をしてみてください。

難易度
●●○○○

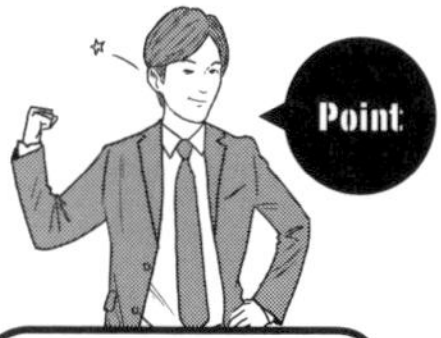

・腕を後ろに伸ばした時に、腕と腕の間隔が大きく離れているようなら、背中に脂肪がたまっています。続けていくことで、間隔が狭くなっていきますよ。

ここに集中!

肩甲骨まわり、二の腕

動画でチェック!

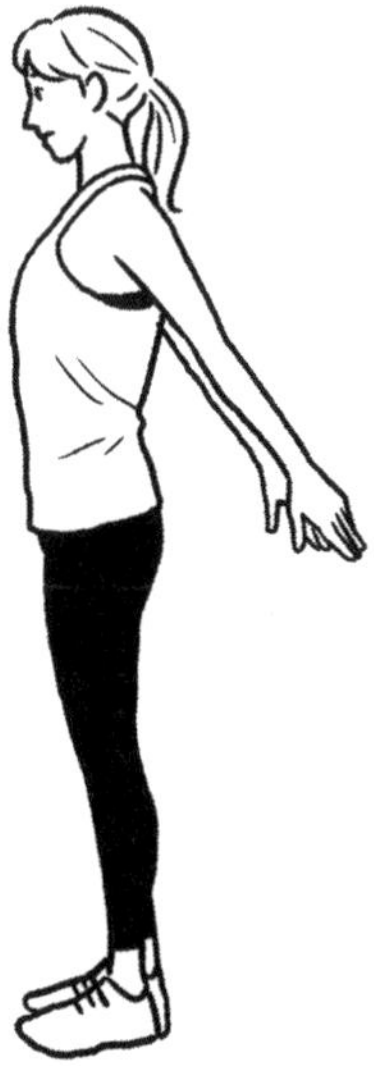

1

まっすぐ立って「気をつけ!」をする。「前へならえ!」じゃなくて、後ろに腕を伸ばして「後ろへならえ!」。この時、親指が下を向いていること。

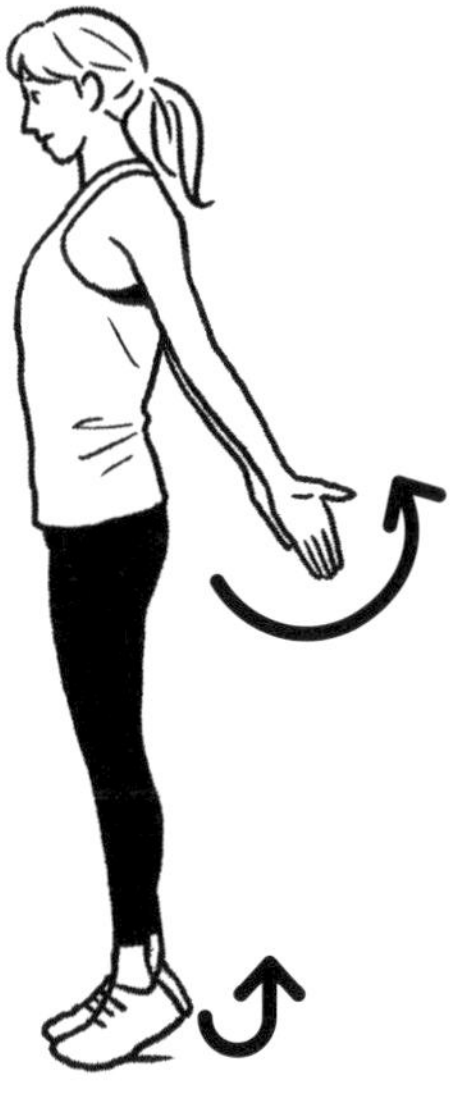

2

外回りで手首をひねって、親指を上に。このまま10秒キープ。余裕があればかかとも浮かせて、腕もパタパタさせましょう。

残暑のダメージを振り払う

23 腕フラフープ

外気とエアコンの効いた室内の温度差が激しく、自律神経が乱れてしまいそうな時。上半身をしっかり動かして血流をよくしましょう。ウエスト引き締め、肩こり解消にも効果があります。肩甲骨まわりがすっきりして気持ちいいですよ。

難易度

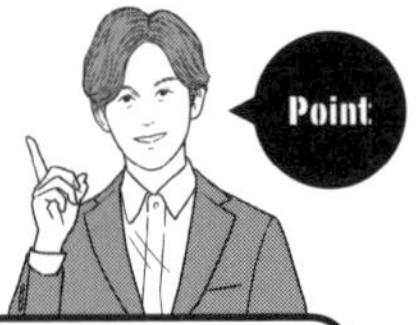

・同じ方向に回し続けるのではなく、逆方向にも回しましょう。
・目線は前に向けてください。下を向いてしまうと効果は半減します。

ここに集中!

肩、腹筋

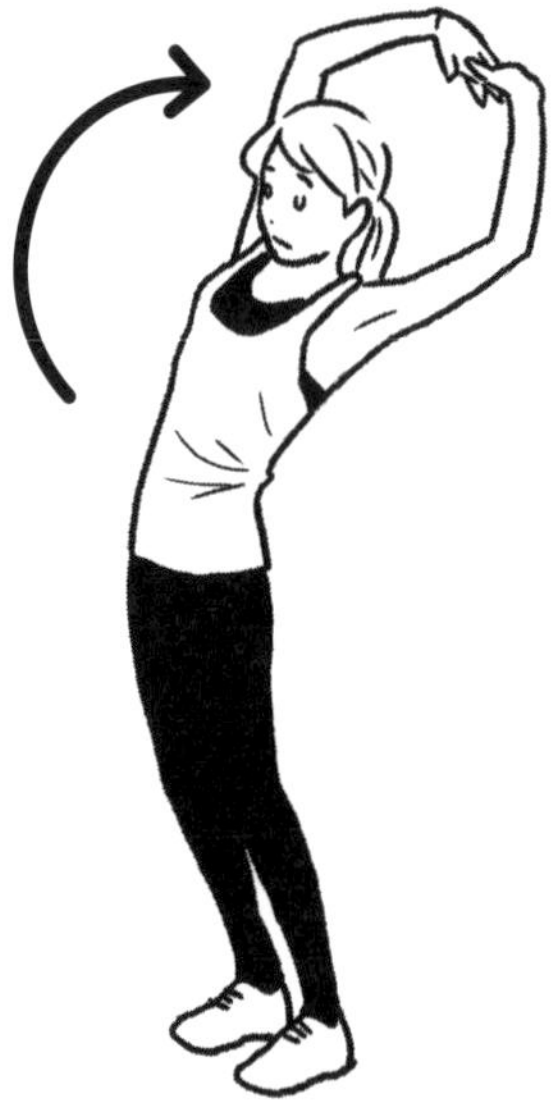

1

足を少し開き、手を組んで頭の上にもってくる。この時、掌は上を向いているように。

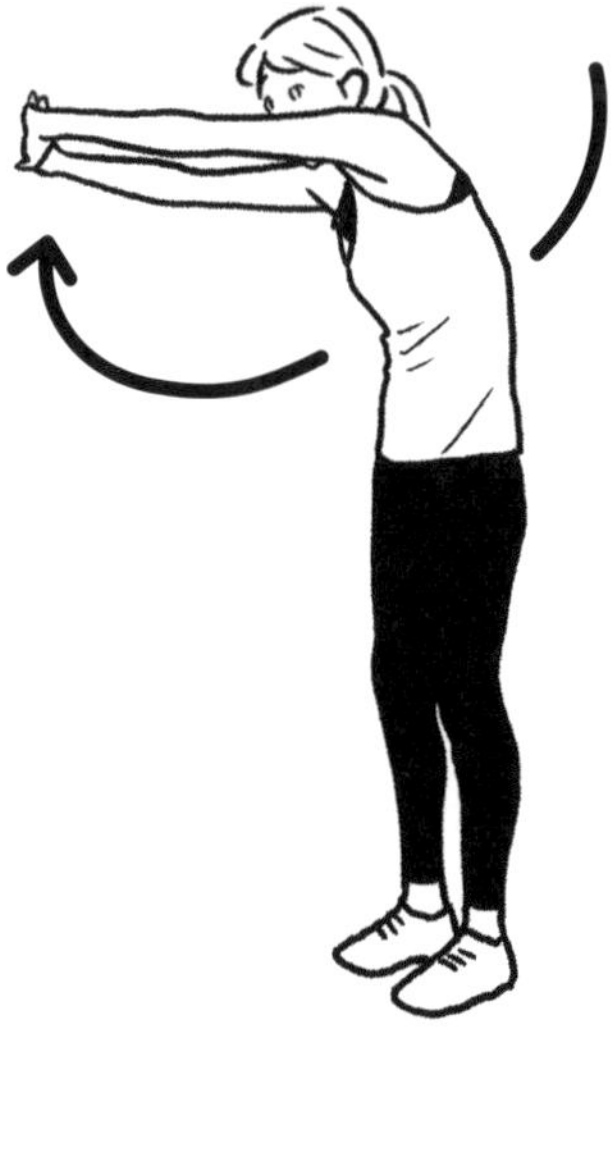

2

腹筋に力を入れながら、腕のわっかをフラフープに見立ててゆっくり回す。フラフープを回す時のように、前に体重をかけたり引いたりして腰も一緒に動かす。頭はわっかの中に出たり入ったりする。逆回しも行う。

動画でチェック!

晩夏、秋の気配を感じながら

24 お腹のぜい肉を引き締めるバイバイ

夏が終わるのは、いくつになっても寂しいものですね。夏に「バイバイ」しながら、引き続き脇腹を引き締めましょう。もちろんこちらも立った状態で行っていただきたいですが、座って行っても効果があります。

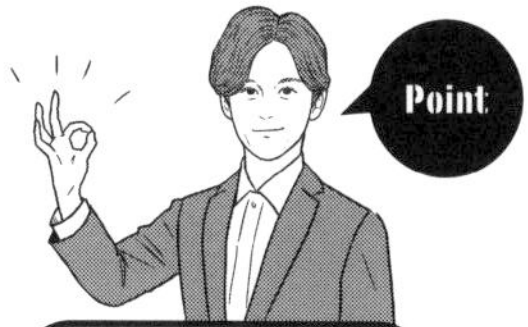

・動き出す前に、掌をすり合わせて、手を温めてからスタートすると血流がさらによくなります。
・できるだけ腕が耳につくように!

難易度

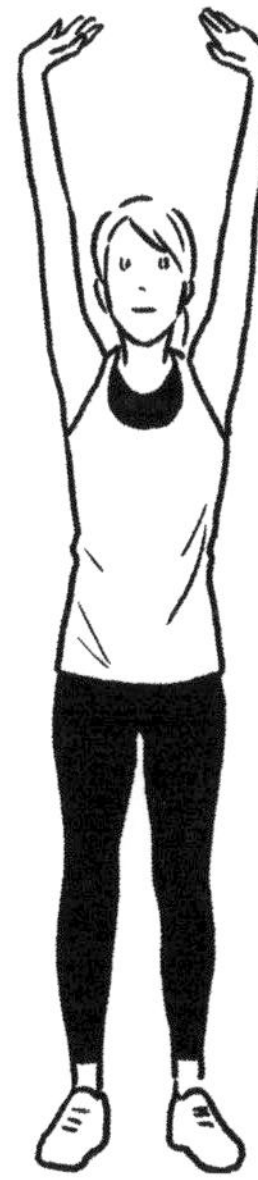

1

足を少し開いて立ち、腕をまっすぐ上げて、手首を「バイバイ」する時のように振る。

ここに集中!

肩、腹筋

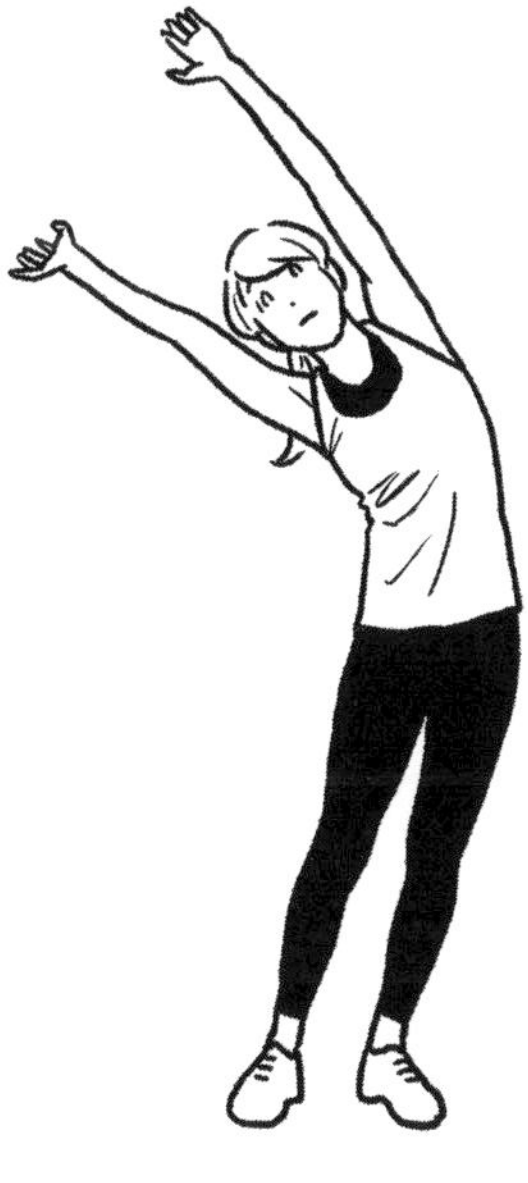

2

「バイバイ」の手首の動きをしながら、脇腹を意識して10秒間左右交互に上半身を横に倒して、ゆらゆら揺れる。

動画でチェック!

COLUMN 2

今さら聞けないお天気用語 あなたは「気圧」を説明できますか？

天気予報を見ていれば、低気圧は天気が崩れやすく高気圧は晴れることが多いというのは理解している方が多いと思います。では、そもそも気圧とはなんでしょうか。

気圧とは「空気の圧力」です。

高気圧、低気圧のどちらも外に向かって圧力をかけており、高気圧の方が強いので低気圧との押し合いには優勢です。とはいっても、空気は目に見えないのでピンとこないかもしれませんね。

しゃぼん玉を思い浮かべてください。球体ですよね。これは内側から外側全方位に向かって圧力をかけているため丸くなっています。大きさが変わらないのは、外側からも同じ圧力を受けているからです。外側からの圧力が弱くなれば、それだけしゃぼん玉は大きくふくらみます。

まだ封を開けていないポテトチップスを、山など標高の高い所へ持っていったらパンパンにふくらんで驚いた経験はありませんか？　高い所ほど空気が薄いといいますが、それは圧力も弱いということ。 持ち運んだポテトチップスの袋の中の空気の方が相対的に圧力が強くなり、大きくふくらむのです。これがまさに「気圧」の存在です。

まわりと比べて空気の圧力が強いと「高気圧」、低いと「低気圧」です。 いくつから低気圧で、いくつから高気圧のような基準値はありません。例えば、僕は身長が181センチで背が高い方ですが、190センチの人の隣に立ったら低く見えます。気圧もこれと同じです。まわりにそれよりも圧力が強い空気があるかないかで立場が変わります。

そして、気圧の高い所から低い所へ空気は流れます。それが「風」です。目には見えませんが空気は常に循環していて、それに伴って天気が変化し続けているのです。

そのような空気の位置関係、つまりは気圧配置を記しているのが天気図です。地上から上空までの気温、風向、風速、雲の量、湿度などの情報から、現象の予想をするのが気象予報士の仕事です。

秋
autumn

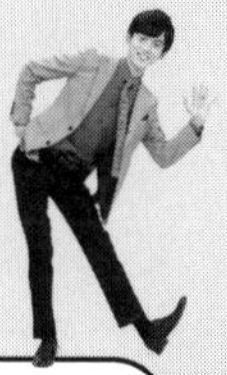

気温が大きく下がり、
台風にもまだまだ
要注意の季節

秋は、台風と秋雨前線で、踏んだり蹴ったり!?

暑くてつらい夏を越えれば、過ごしやすい秋がやってきます。しかし、ご存じの通り、秋には「秋の長雨」があり、これにも注意が必要です。四季が美しい日本ですが、すべての季節にそれなりに厳しい面があるのも事実です。梅雨や真夏のゲリラ豪雨に続き、今度は秋雨前線と台風による大雨の危機が到来します。

例のごとく、秋のとある日の天気図を見ていきましょう。２０１８年９月29日、この日はまさに、秋雨前線と迫りくる台風を見ることのできる、その最たる例です。

９月29日は、暦の上ではちょうど秋分を過ぎた頃です。秋分の日に昼と夜の長さがほぼ同じになります。それからは日の出は遅くなり、日の入りは早くなって秋の夜長になります。

この天気図のように、この時期は東西に伸びて日本付近に停滞する「秋雨前線」がよく見られます。「夏の天気図」で見ていただいた「梅雨前線」とよく似ていますね。どちらも

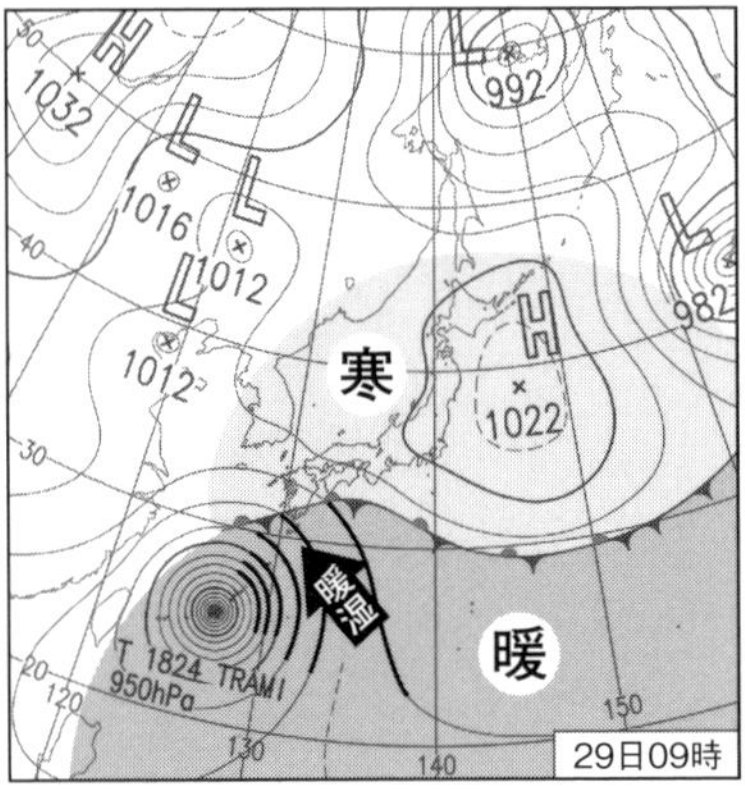

雨を降らせる停滞前線です。よって秋も梅雨と同様に長雨になります。この秋雨前線の北側は秋の空気、南側は夏の空気となっています。次第に秋雨前線は日本の南まで下がっていき、季節はやがて冬に向かうのです。

ただでさえ、秋雨前線が停滞して広い範囲で雨が降っているなか、天気図の左下（南西）に台風がいるのです。この台風24号が接近してきたことで近くの気圧の線は、数えるのが困難なほどに狭く集中するようになりました。気圧の線が狭いほど、強い風が吹きます。台風がやってきたことで、前線の南側の気圧の線は多くなり、天気図に書き加えた矢印のように、南からの暖かく湿った空気がしっかりと吹きつけるようになります。よって秋雨前線はさらに活発化するのです。台風上陸前から、すでに上陸しているのではと思わせるほどの豪雨が発生することがあり、大変に危険です。

この日、和歌山県の潮岬《しおのみさき》では１日で２７０ミリの雨が降りました。１９１３年の統計開始以来９月でここまで雨が降ったことはありません。この翌日９月30日に台風が上陸し、日本列島は広く大荒れの天気となりました。

台風は近づいてくるまでに、数日間の猶予があります。日本付近に前線が停滞していないかなども確認しておくと良いでしょう。天気予報では常に最新の情報をお届けしています。台風の上陸だけではなく、注意しなければいけない点も伝えていただけたらと思います。命を守るために早めの行動をお願いします。

夏バテ去って、今度は秋バテ

秋の台風はコースによってグッと気温を下げて、季節を大きく前進させます。そしてだんだん北風の吹く日が多くなり、朝晩は冷え込むようになってきます。1日の最高気温と最低気温の差が大きくなるので、春と同様に寒暖差に注意が必要です。1日に5度以上、気温の差があるだけで、人によっては自律神経に不調をきたす場合もあります。涼しくなってやっと夏バテから回復したと思ったのに、今度は「秋バテ」になってしまう人がいるのは、この寒暖差が原因です。

急な冷え込みは、ぜんそくの発作を引き起こすこともあります。気温が大きく低下すると神経痛が出やすいともいわれています。

持病がある人にとっては、どのくらい冷え込むかは体調をはかるバロメーターにもなる大切な情報です。僕自身も、普段から天気予報では最低気温をきちんとお伝えするよう心がけています。

夏に下がった基礎代謝も、体調不良の原因

さて、みなさんは、18度という気温をどう思いますか？　寒いと思いますか？　それとも暖かいと思いますか？　個人差がありそうですね。ちなみにホットコーヒーとアイスコーヒーの売り上げが、統計的に半々になる気温が18度だそうです。

夏にエアコンが18度に設定されていたらすごく涼しく、いや、むしろ寒く感じますよね。ですが、春のはじめ頃に気温が18度まで上がると、ちょっと暑く感じるかもしれません。同じ18度なのに不思議な気がしませんか？　これは人間の基礎代謝と体温調節が関係しています。

基礎代謝とは、生命維持のために必要なエネルギーのことです。何もしないで横になっていても消費しています。エネルギーが体内で多く作られるほど、その熱で体は温まります。

僕たちは年間を通して体温を一定に保つために「基礎代謝」を上げたり下げたりしています。無意識のうちに寒い時期は代謝を上げて、暑い時期は代謝を下げているのです。

つまり、春先はまだ基礎代謝が高く体を温めている状態なので気温が18度まで上がると暑く感じやすく、秋になって気温が18度まで下がると、夏の間に基礎代謝が下がって体を冷やすようにしているために肌寒く感じる人が多いのです。ゆえに秋は体の冷えを感じやすい季節です。風

邪を引かないように気をつけてくださいね。

僕が実践している簡単で確かな健康法

寒暖差や、下がった基礎代謝。これらによる体の不調を予防するために、洋服選びも大切ですが、やはり体を動かす習慣をつけることが重要です。そこでストレッチ、というのがこれまでの流れでしたが、みなさんそろそろ、そんな展開にうんざりしてきたかと思います。そこで、とっておきの方法をお教えしましょう。それはズバリ、「ずっと立っている」ことです。

お願いします。怒らないでください。本を閉じないでください。気持ちはわかります。さんざんストレッチを勧めておいて、ただ立っていればいい、はないですよね。でも本当にすっごく効果があるのです。

僕のバッキバキの腹筋を知っている友人からは「毎日10分のストレッチだけで、そんな体になるはずがない。絶対それ以外に何かしているはずだ」と言われます。僕は本当にジムにも行っていないし、この本のストレッチしか、していません。しかし、ただ僕は、基本的にずっと立っているようにしています。少しだけ考えてみてください。みなさんは逆立ちできますか？　どれくらい立っていられますか？　階段を上れますか？　長い距離を歩けますか？

僕はどれもできません。逆立ちなんかしたらバランスもとれずに数秒で倒れてしまうでしょう。体操選手の方だって、ずっと逆立ちをしていたり、階段の上り下りをしたりするのは大変なのではないでしょうか。

当たり前に立っていることは、それだけでものすごい全身運動です。逆立ちをすればわかる通り、かなりのカロリーを消費しています。その意識を持つことがなによりも大切です。

ちなみに、僕はデスクワークをする時も、椅子は使わずスタンディングデスクで仕事をしています。立ち続けることで、常にカロリーを燃やすこともできますし、下半身の筋力もつきます。交感神経が刺激されて、パフォーマンスも上がります。「立ち続けること」はいつでもどこでもできる効果的な運動なのです。健康のために日常生活に運動を加えようとしても、なかなか長続きしませんよね。毎日忙しいんですから当たり前です。ではまず現在の生活をマイナーチェンジしてみましょう。電車で座らない、行くお店を立ち飲みにしてみる、なんてところからでもかまいません。

それにみなさん気がついていましたか？　僕が紹介しているストレッチは、すべて「立ったまま」できるものです。立っている時間をもっと楽しくしたいと思って考案しました。もちろん座っても効果がある動きもありますが、まずはみなさんに重い腰を上げていただきたく、考えたストレッチばかりです。さあ、秋も元気にいきましょう！

秋晴れの空に向かって叫ぼう！

25 ヤッホー脇腹

行楽の秋。山登りに挑みたければ、しっかりと筋肉をつけておきたいところ。スクワットのフォームを保ちながら体の軸を動かす、見た目よりもハードなメニューです。正しいスクワットで下半身が動かないようロックしてください。

難易度

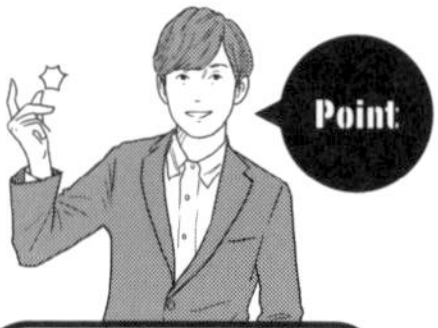

・正面の1点を見つめると、顔が動きにくいです。

・肘で体の前に半円を描くイメージで水平に動かしましょう。

ここに集中！

腹筋

動画でチェック！

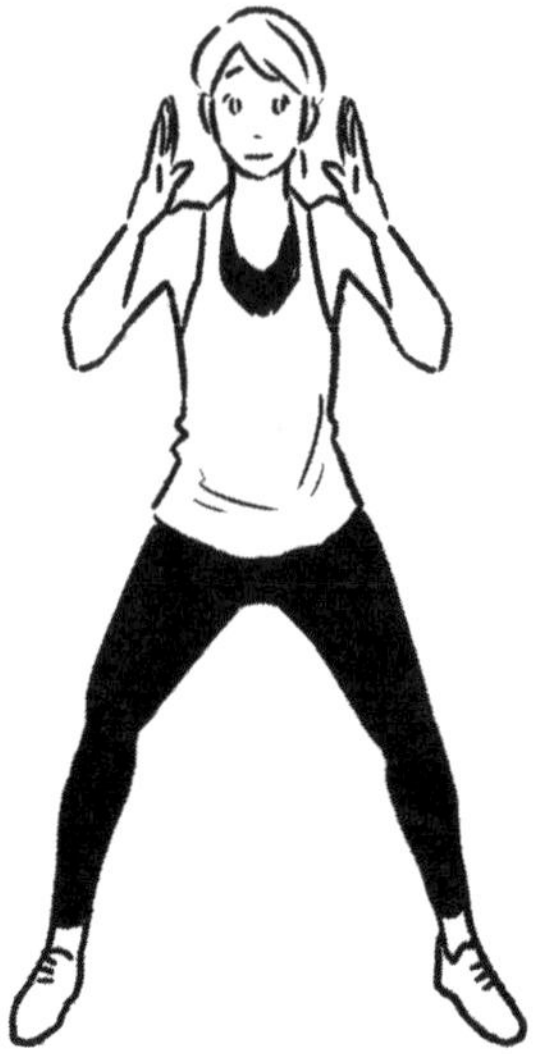

1

足を大きめに開き、中腰で立って、「ヤッホー」と言う時のように、手を顔の前にもってくる。

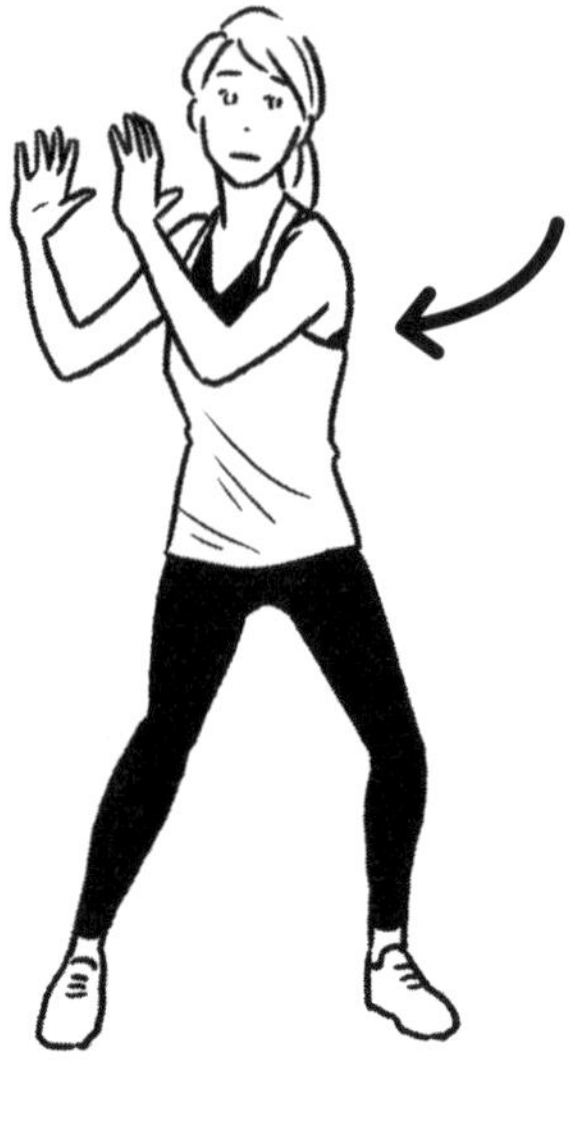

2

体の軸を意識して腰を左右にねじる。顔と下半身は動かさないように。

脱!「平年と同様」の体

26 全力疾走10秒チャレンジ

運動会に向けて、さあ、走り込みましょう。実際に走らなくても、全力疾走のイメージで腕を振るだけでも、かなりの腹筋運動です。腹筋に力が入っていないとそもそも全力疾走できないので、しっかりと意識して、できるだけ速く腕を動かしてください。

難易度

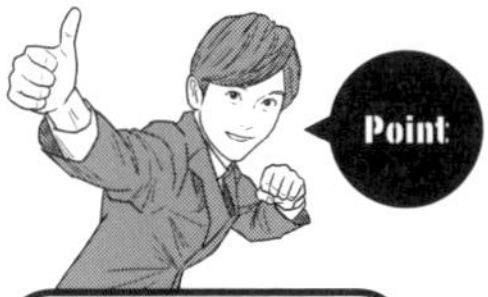

・腕は横に開かず、前後に動かすことを意識してください。
・腰がブレないように、少し前傾姿勢になりましょう。

ここに集中!

腹筋、肩、二の腕

動画でチェック!

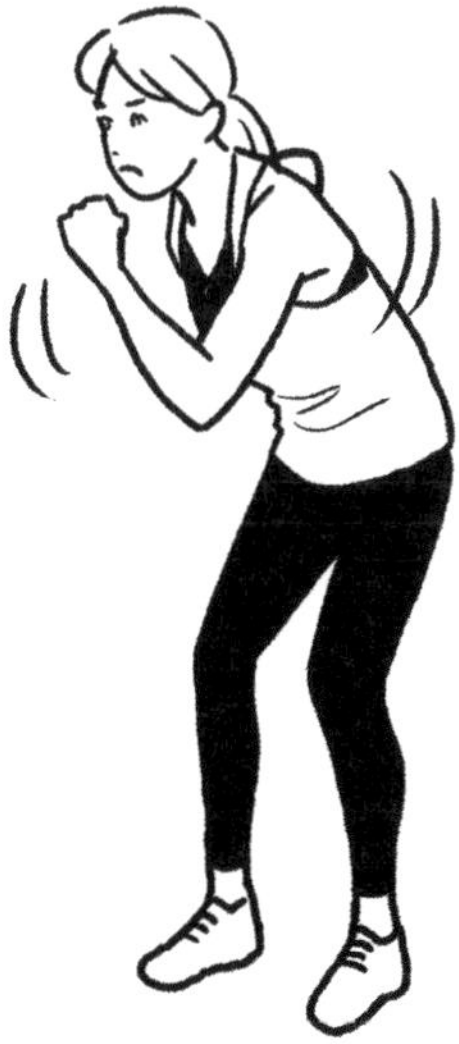

1

足を肩幅に開き、腰を下げて走り出す時のようなポーズに。「位置についてヨーイ」。

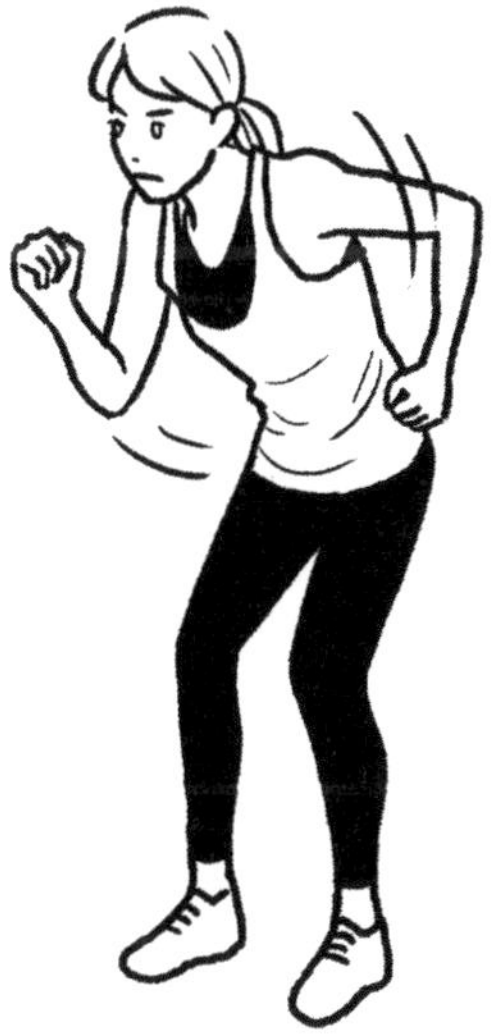

2

「ドン!」で猛ダッシュする時のように全力で腕を前後に10秒間振り続ける。この時腹筋に力を入れる。

前線を刺激するくらいの大声で

27 全力でヤッター！ ダンス

ダンスをしているような感覚で楽しめるストレッチです。リズム感が大事なので、ダンスが苦手な人はゆっくりステップから練習しましょう。体の軸を中心に、腕や肩など全身の運動になります。

難易度

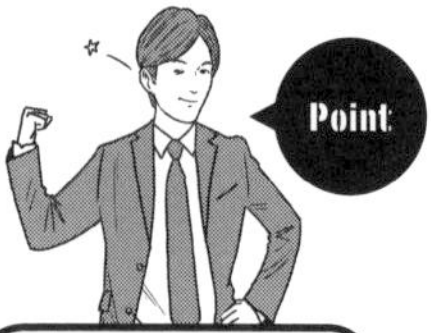

・左右入れ替わる時にうまくリズムがとれないようなら、まず足の動きから練習をしましょう。
・腕は上にパンチするようなイメージです。

ここに集中！

全身（特にもも、肩）

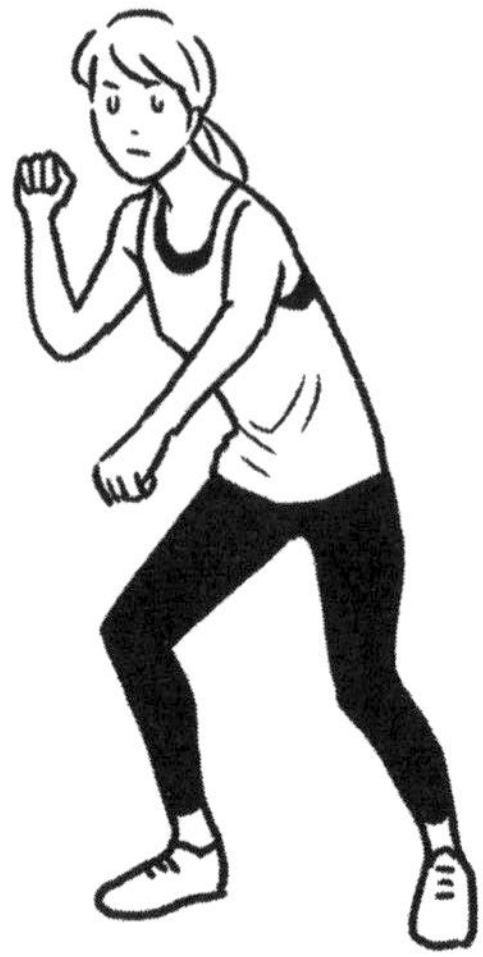

1

足を広めに開き、右腕でガッツポーズを作って、右足を曲げながら右に体重をのせてしゃがむ。

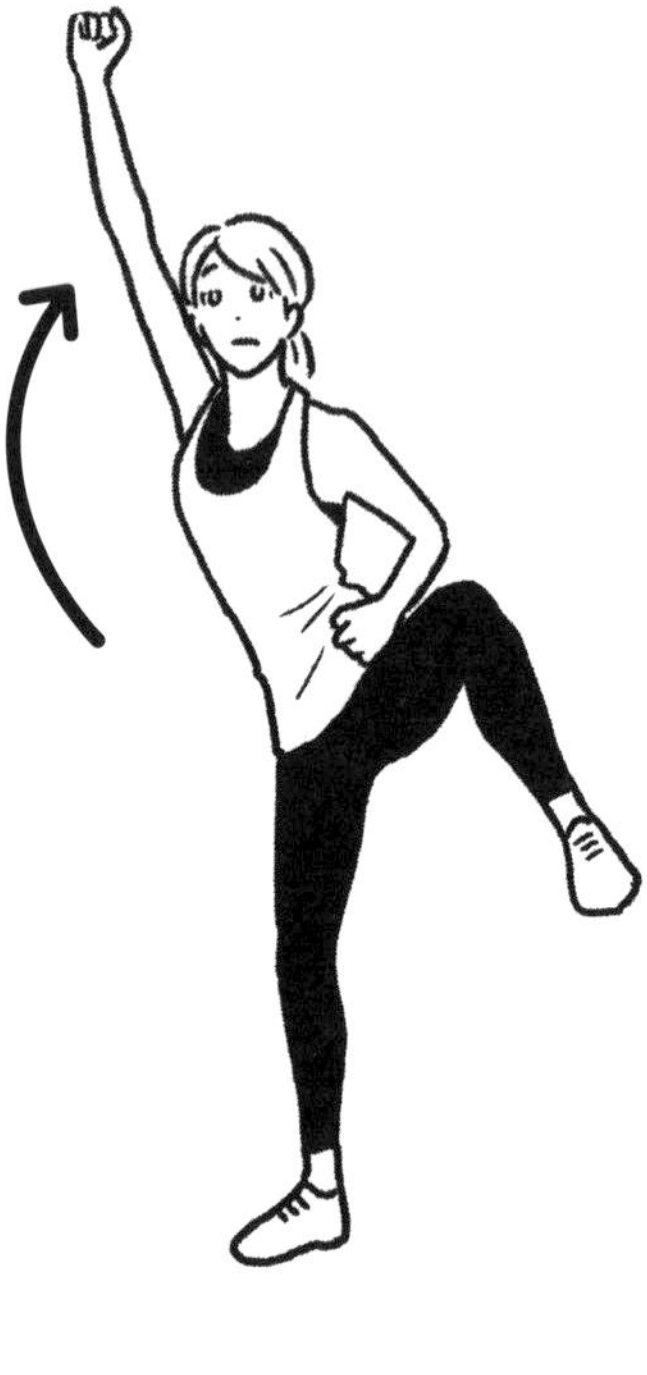

2

右膝を伸ばし左膝を上に上げながら、右腕のガッツポーズを上に突き出す。「ヤッター！」。1、2を左右繰り返す。

動画でチェック！

全身運動とところによりヒーロー気分

28 スーパーマンバランスゲーム

秋の夜長、トレーニングをもっとレベルアップさせてみたい、という方はこちら。スーパーマンが飛ぶ時のポーズをとってみましょう。最初はなかなかバランスをとるのが難しいですが全身がぷるぷるしているのは、効いている証拠!

難易度

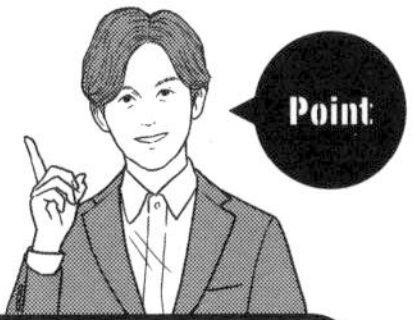

・足が高く上がっているほど、背筋に効きます。
・足を高く上げ続けるのがきつければ、時々上をキックするように上げてバランスをとるのもＯＫです。

ここに集中!

背筋、お尻、太もも、肩

動画でチェック!

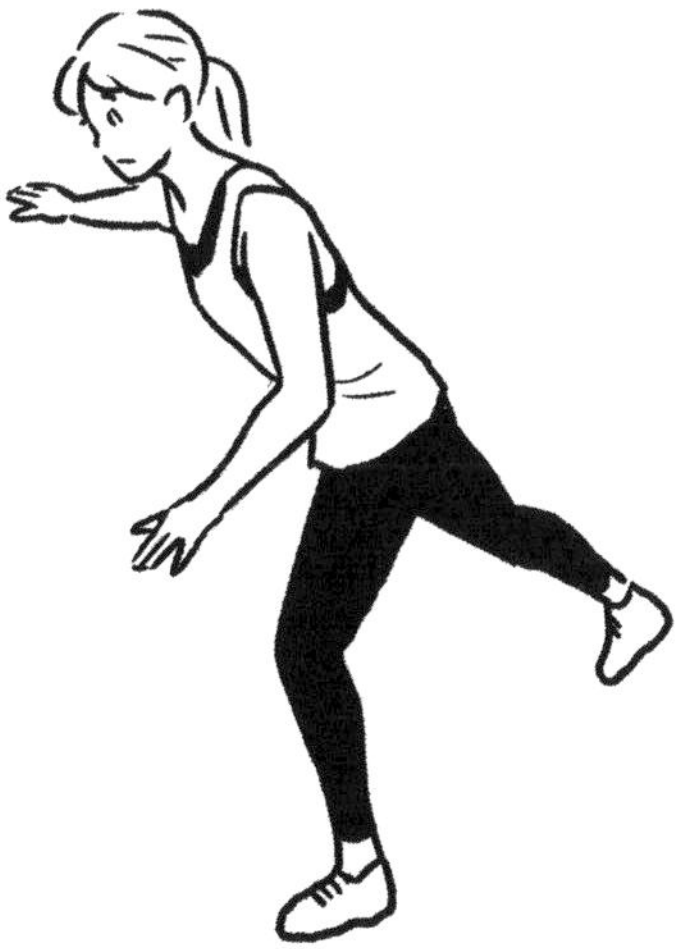

1

両手を広げて、片足を上げる。

2

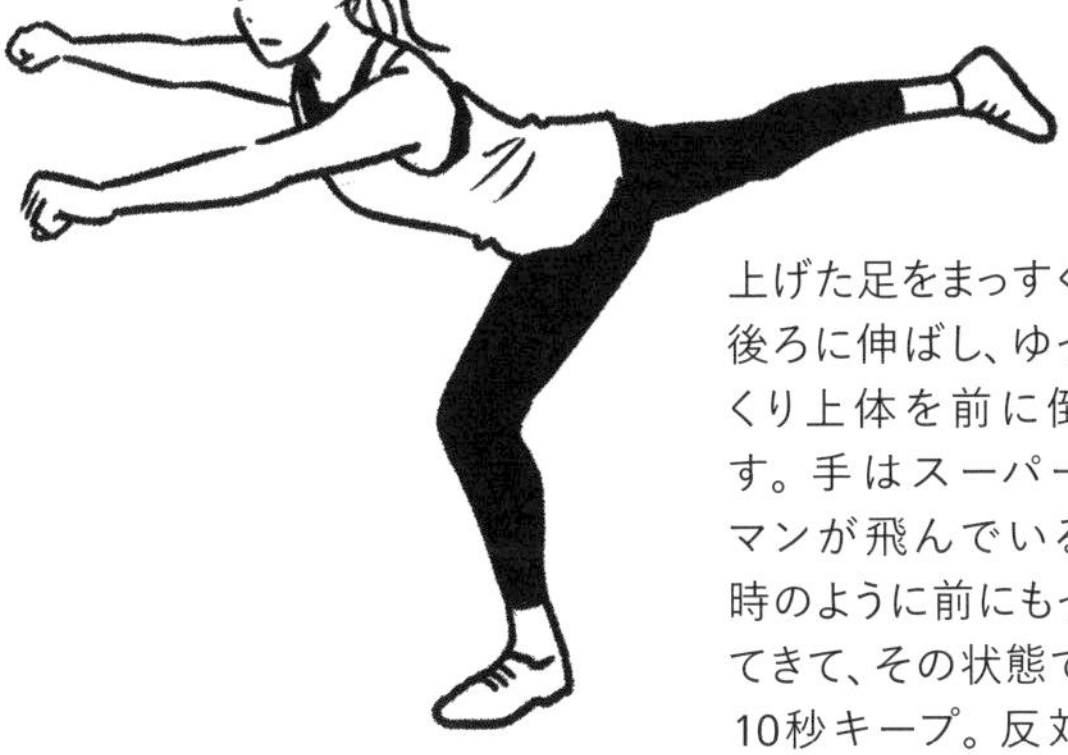

上げた足をまっすぐ後ろに伸ばし、ゆっくり上体を前に倒す。手はスーパーマンが飛んでいる時のように前にもってきて、その状態で10秒キープ。反対の足も行う。

秋雨前線をかっ飛ばす!

29 テニス8の字腹筋

スポーツの秋、お家でもテニスを楽しんでみましょう。相手がすごいスピードで打ち込んでくる球をどんどん返していく、そんなハードなラリーをイメージして腕を動かしましょう。気分はウィンブルドン決勝!

難易度

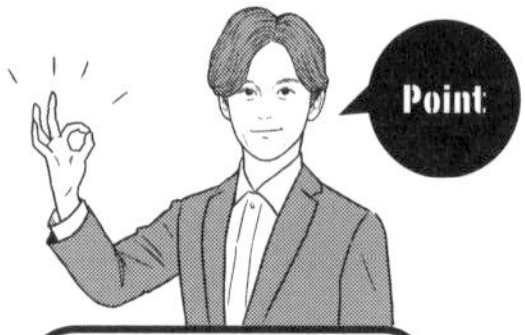

・主に胴を動かして8の字を描いてください。お腹が主導で腕が動いているイメージです。

・8の字を描く時、横っ腹にひねりをきかせてください。

ここに集中!

腹筋、背筋

動画でチェック!

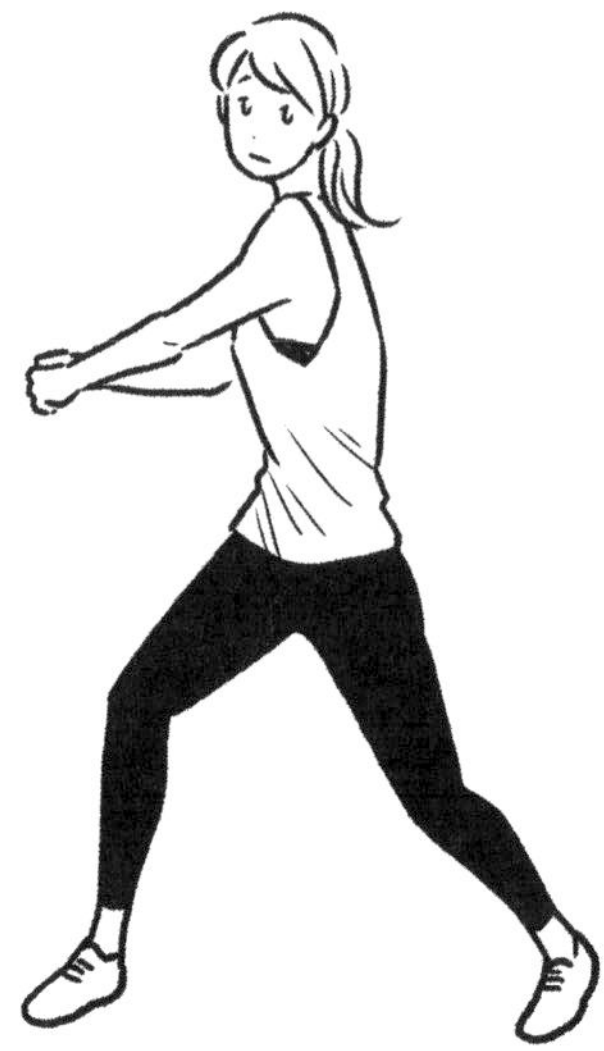

1

足を広く開いて立ち、手を斜め後ろで組む。

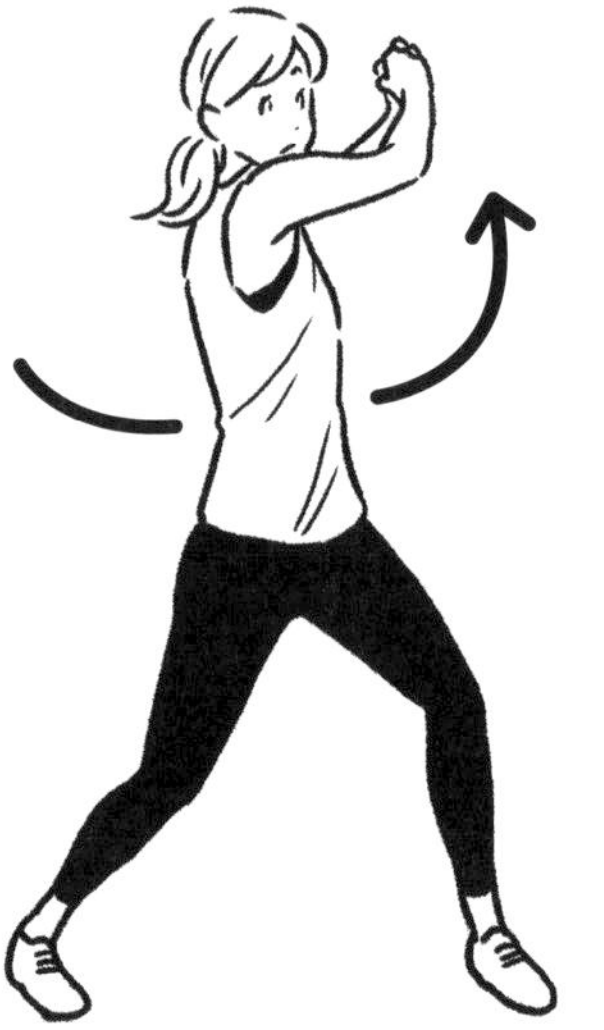

2

握ったラケットで下から上に8の字を描くように左右に腕を動かす。

秋の気象病には深呼吸を

30 ウェイター気分で胸トレ

呼吸が浅いと自律神経に悪影響をきたします。ゆっくり深く呼吸しながら、胸を開きましょう。肩甲骨まわりが柔らかい方は、腕が結構後ろまで行くと思いますので、行けるところまで伸ばしましょう。全然行かない人でも続けていれば可動域が広がりますよ。

難易度

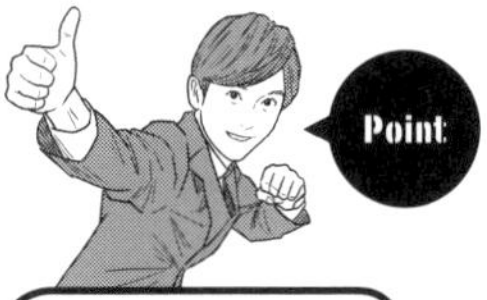

・前傾姿勢にならず、まっすぐ立ちましょう。
・胸が伸びているかきちんと意識しましょう。

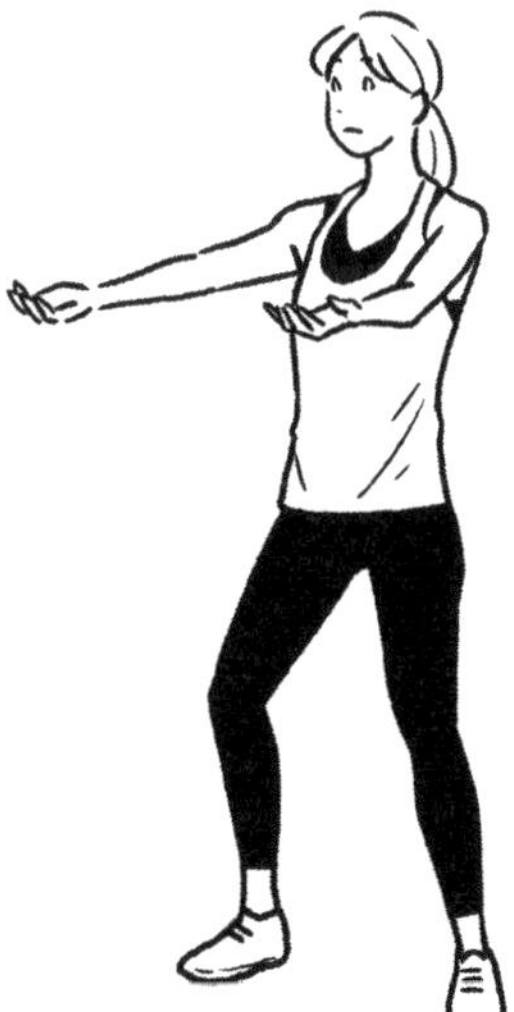

1

足を肩幅に開いて中腰で立ち、掌を上に向けて腕をまっすぐ前に出す。

ここに集中!

肩、胸、二の腕

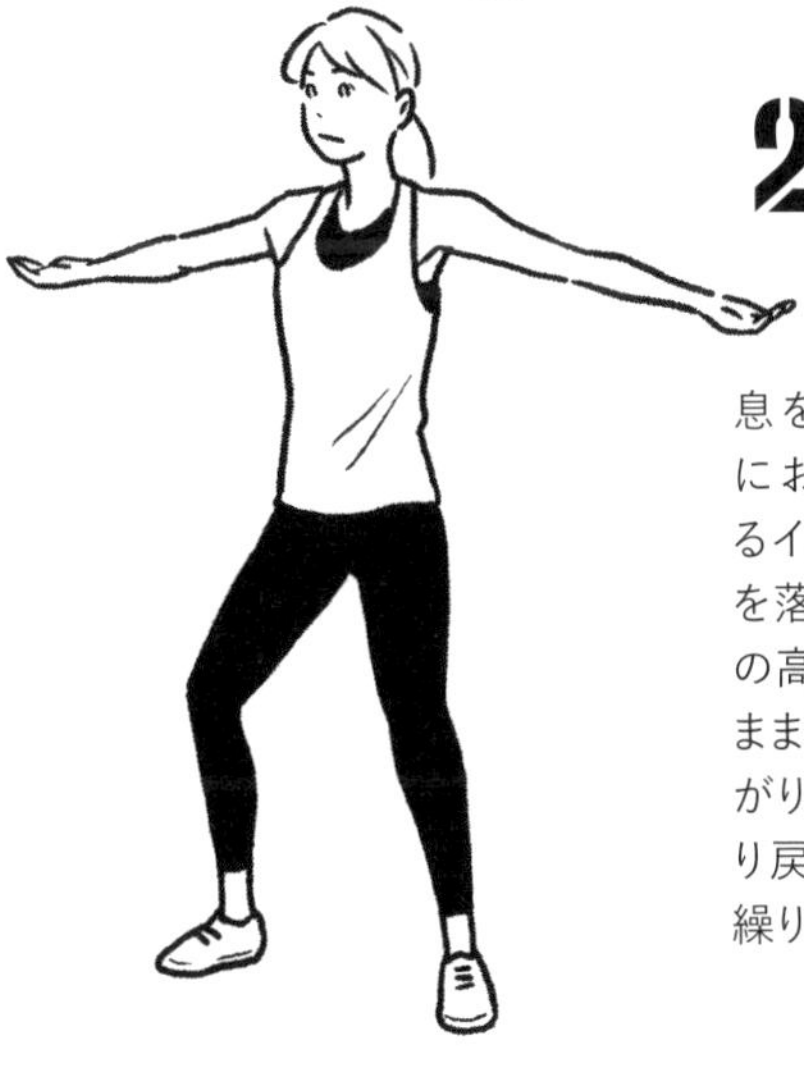

2

息を吐きながら掌にお皿が載っているイメージで、お皿を落とさないよう肩の高さをキープしたまま手を広げる。広がりきったら、ゆっくり戻し、同じ動きを繰り返す。

動画でチェック!

季節風を受けても、揺るがない胸板へ

31 「いただきます」胸トレ

食欲の秋。ウェイターさんが先ほど運んできてくれた食事を「いただきます」しましょう。力を入れるのは、あくまで「胸」だけ。胸に集中したエクササイズなので、ここぞという時のパンプアップにもどうぞ。

難易度

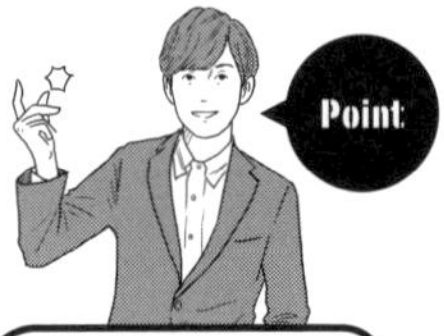

・肩や体全体に力が入らないようにしましょう。胸にのみ力を入れてください。
・頭とおへそが動かないようにしてください。

ここに集中!

胸

動画でチェック!

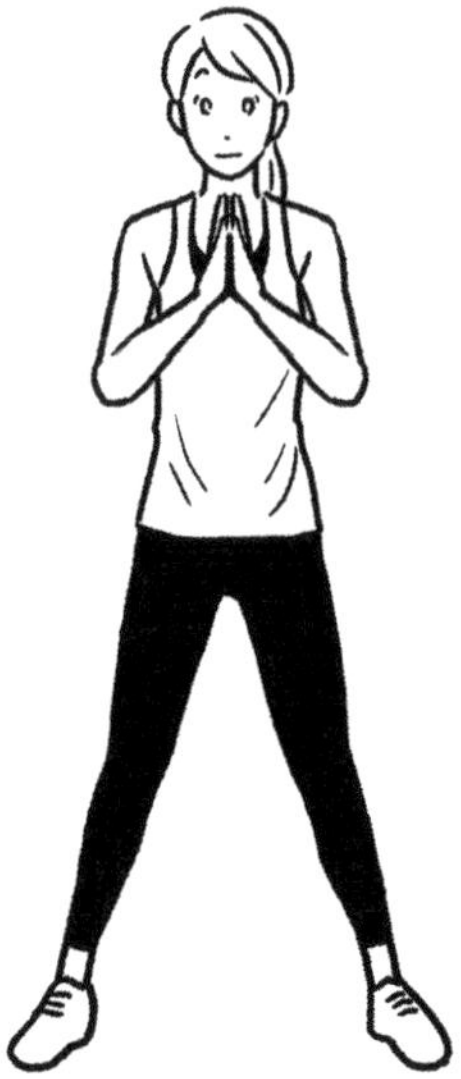

1

足を広めに開いて脱力して立ち、胸の前で掌を合わせる。「いただきます」。

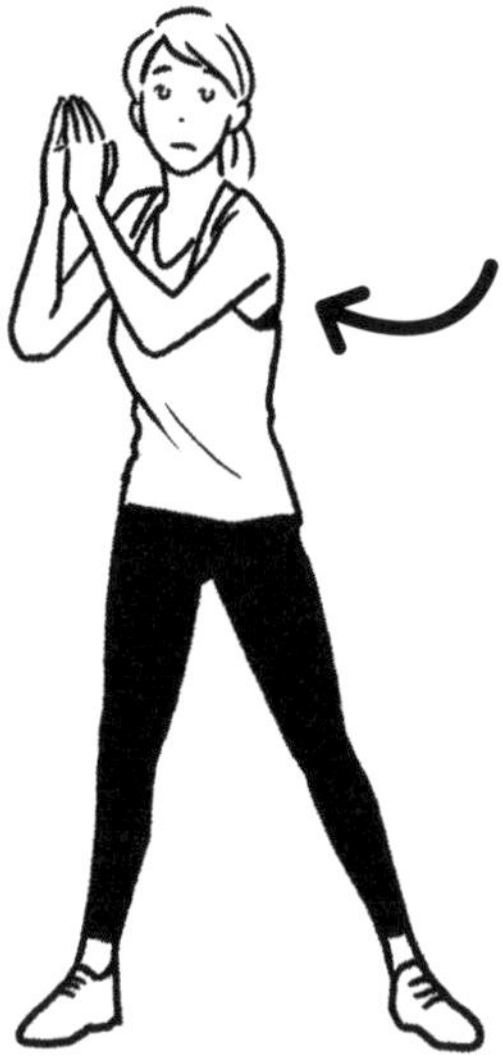

2

胸に力を入れ、掌を押し合う。押し合ったまま左右に動かす。

中秋の名月に、心も躍るから♪

32 股関節8の字ルンルン

股関節をほぐすと、腰痛の改善につながります。ほぐしついでに、腹筋にも効くのがこのストレッチです。そういえば、整体に行った時、似たようなポーズを寝転びながらとらされていることが多いですね。

難易度

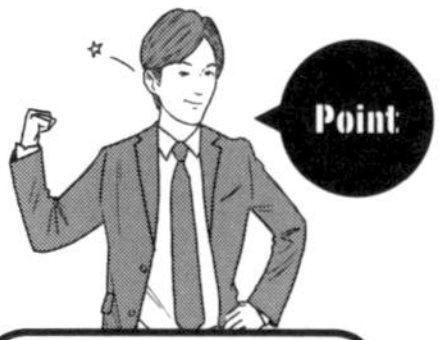

・バランスをとるのが難しければ、最初は壁に手をつきながらでもかまいません。それでも股関節はほぐれていますよ。

ここに集中!

股関節、腰、腹筋

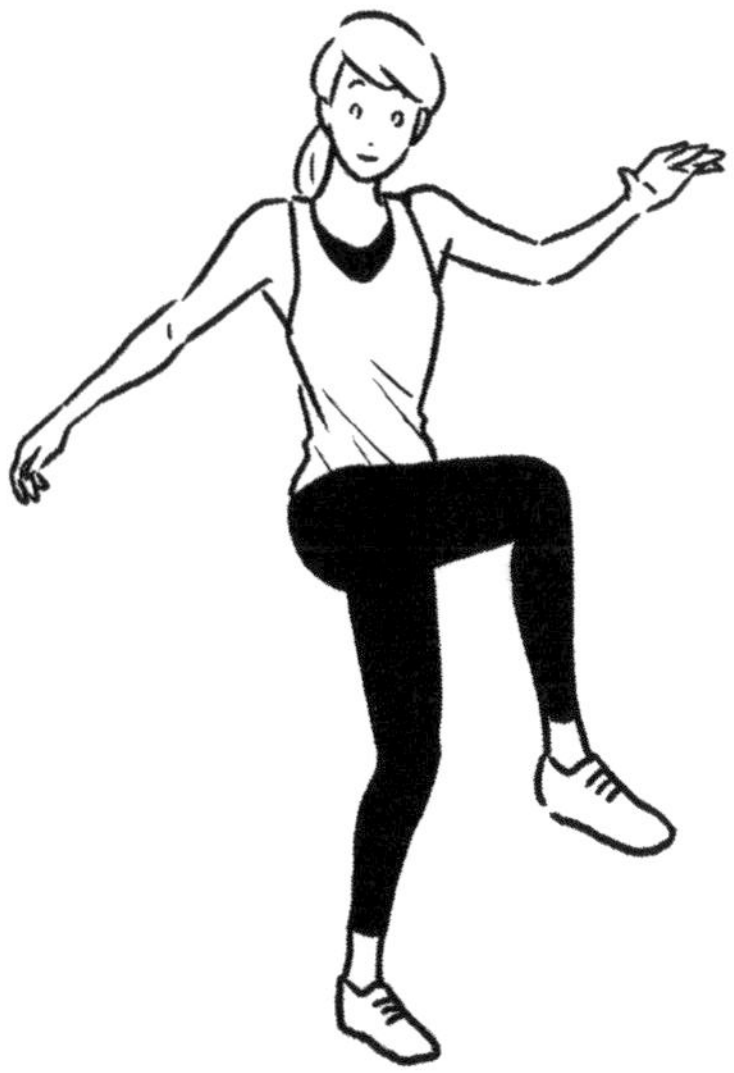

1

膝を曲げて片方の足を上げ、両手を広げる。「ルンルン♪」しているようなポーズ。

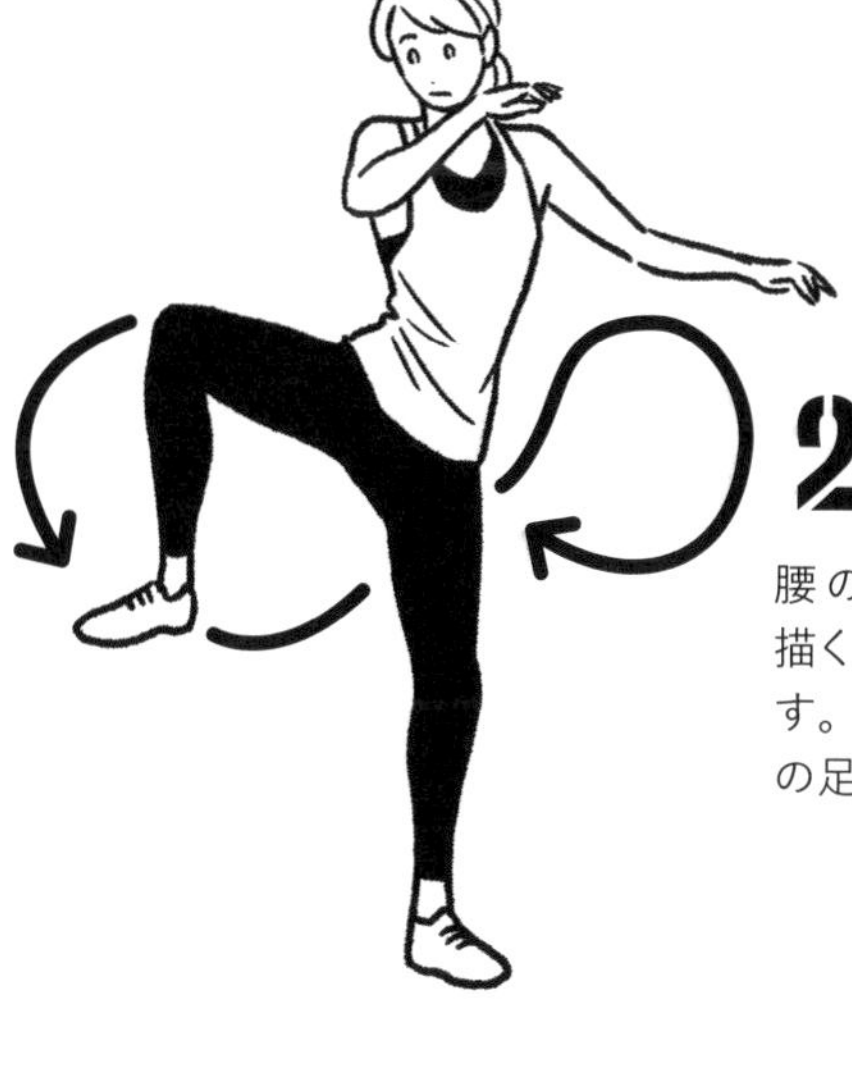

2

腰の前で8の字を描くように膝を動かす。同じ動きを反対の足でも繰り返す。

動画でチェック!

紅葉前線を追いかけたいなら、強い足腰を目指せ

33 股関節ほぐし

座りっぱなしなどで腰に違和感を覚え始めている方は、32の「股関節8の字ルンルン」とあわせて、至急行いましょう。お尻の筋肉から股関節まで気持ちよく伸びます。続けていくと開脚もできるようになりますよ。

難易度

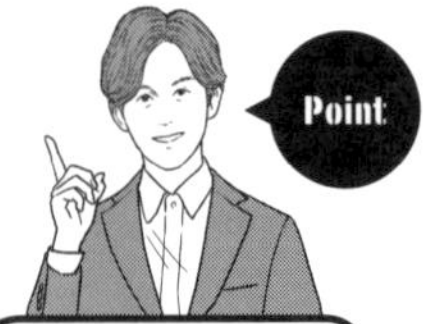

・2の時は、体を前に倒しすぎないように。体の軸は倒さずに、腰だけを前に出すイメージを持ってください。

ここに集中!

股関節

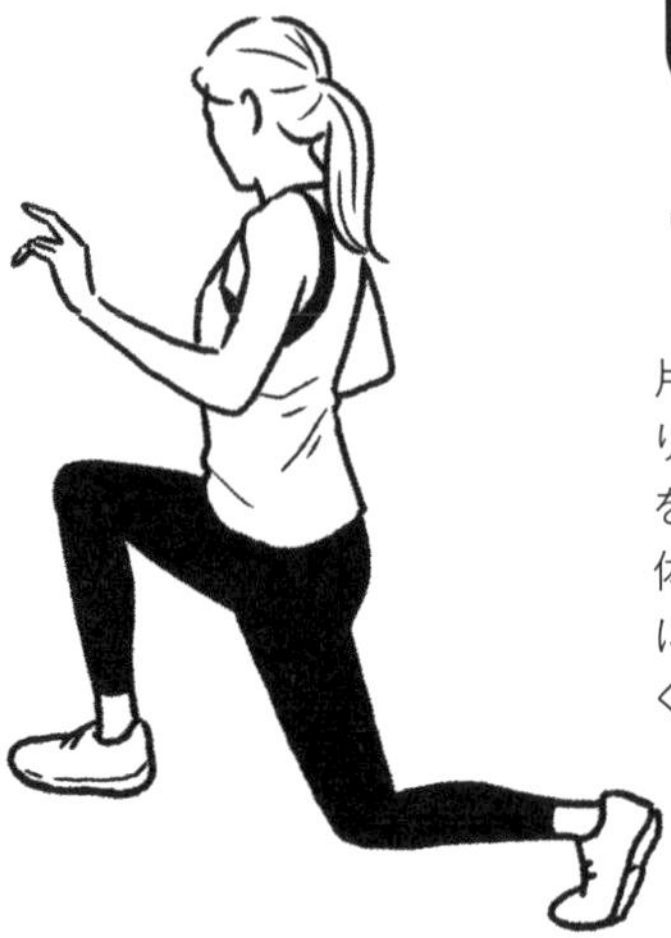

1

片方の足を思いっきり後ろに下げ、重心を落として前の足に体重をかける。後ろに下げた足は膝をつく。

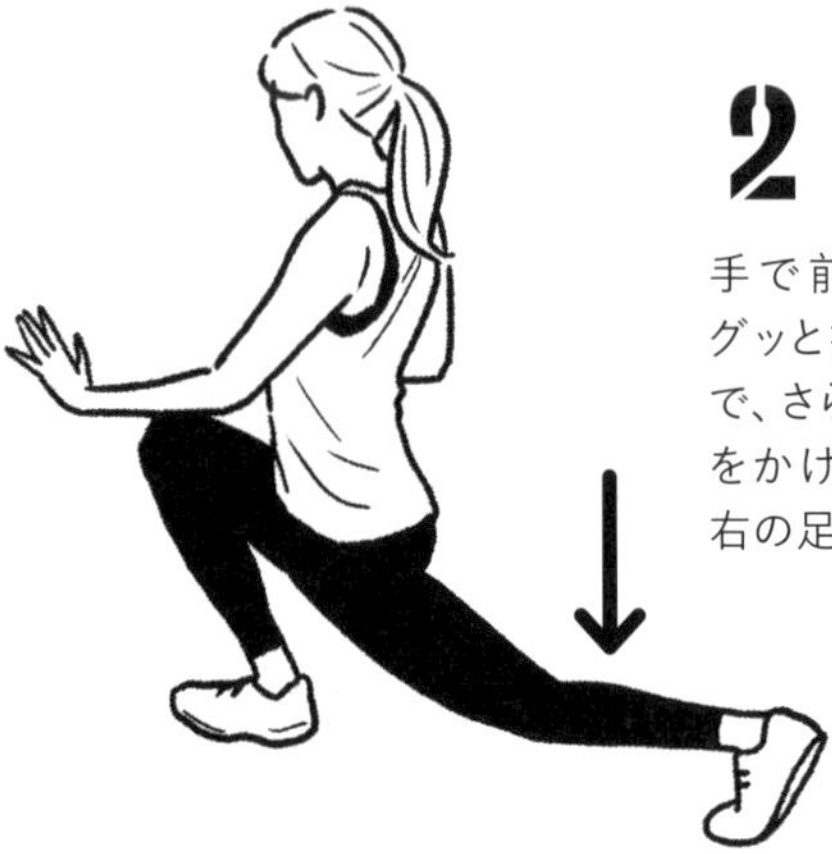

2

手で前にある壁をグッと押すイメージで、さらに前に体重をかける。これを左右の足交互に行う。

動画でチェック!

体と心を〝広い範囲で〟使っていこう!

34 「言えませーん!」でバッテン運動

プライベートな質問、答えたくないこともありますよね。そんな時は腰を落として、勢いよく大きくバッテンを腕で作って「言えませーん」とやってみましょう。強い意思を伝えられるうえに、スクワットと胸のトレーニングが両方できます。

難易度

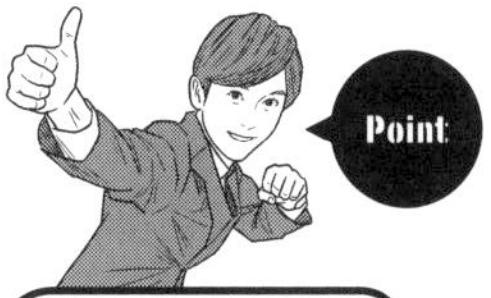

・腕をクロスさせる際、真上ではなく斜め前のイメージを持ってください。肩甲骨がぷるぷるするようなら、それは腕を真上に上げすぎています。

ここに集中!

胸、肩、お尻、太もも

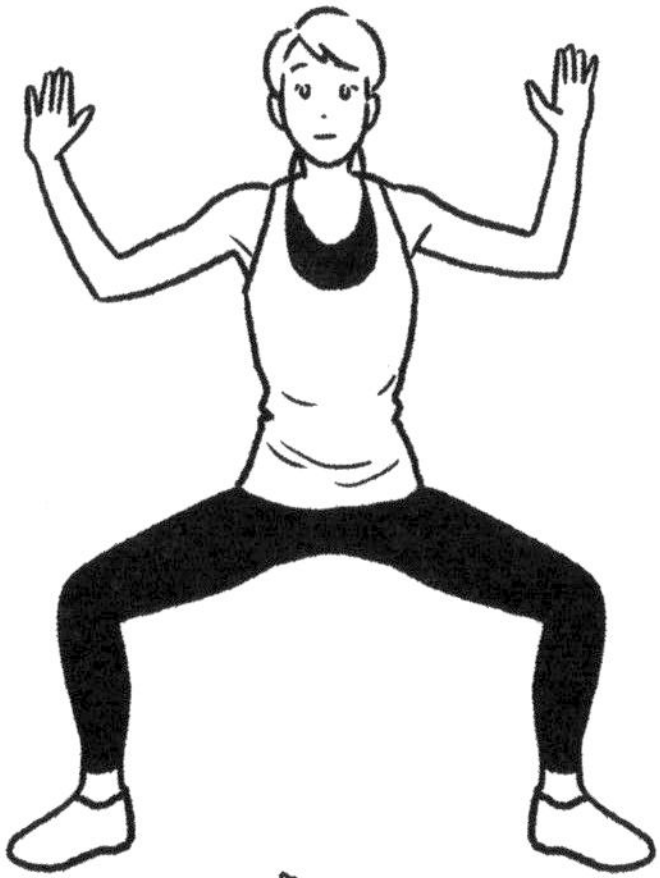

1

スクワットの腰が下がった状態で、胸をはり、肘が後ろにひっぱられるようなイメージでイラストのように手を上げる。

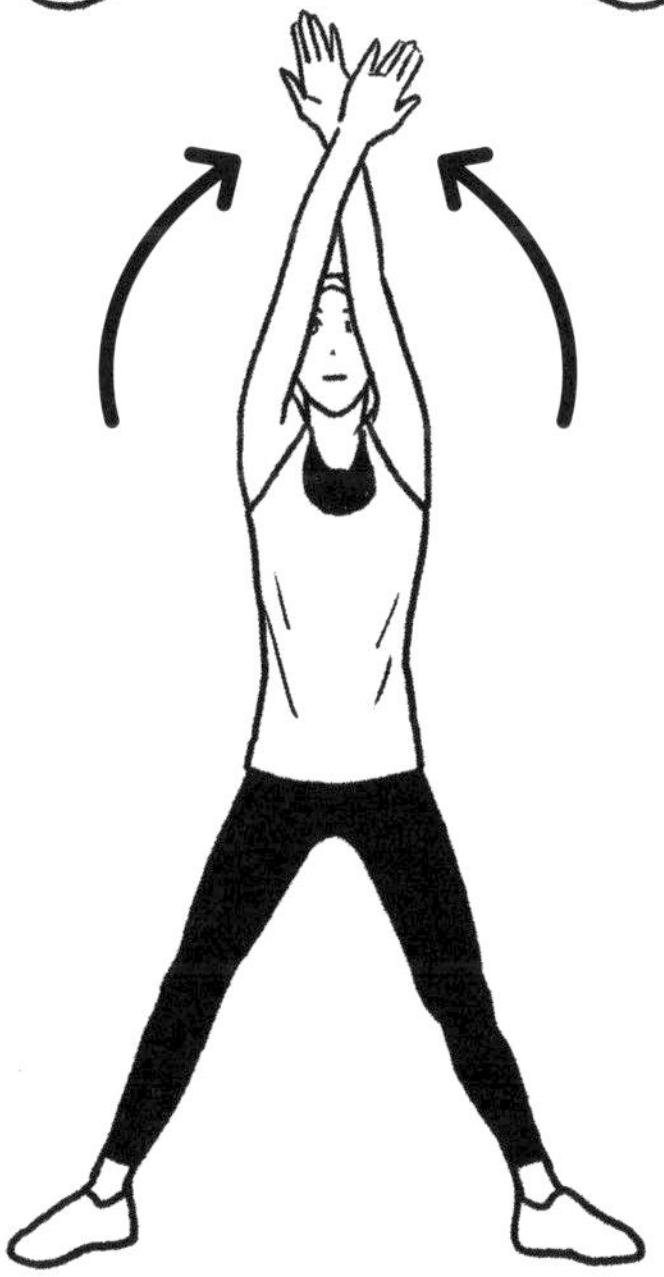

2

勢いをつけて腕を伸ばして顔の前方斜め上でクロスさせる。

動画でチェック!

日本晴れの日に外に出てやってみよう！

35 深呼吸背中ヨガ

綺麗な秋の空を眺めながら、ゆっくり深呼吸をして背中とアキレス腱を伸ばしましょう。目線はずっと上に向けていただきたいので、ぜひベランダなどに出て行ってみてくださいね。時には空を見ることも大事ですよ。

難易度

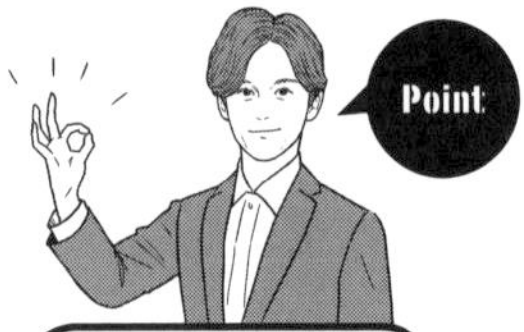

・1で息を吸い、2で吐きましょう。
・2で腕を動かす時は肘をゆらゆらさせず、常に平行に動かしましょう。

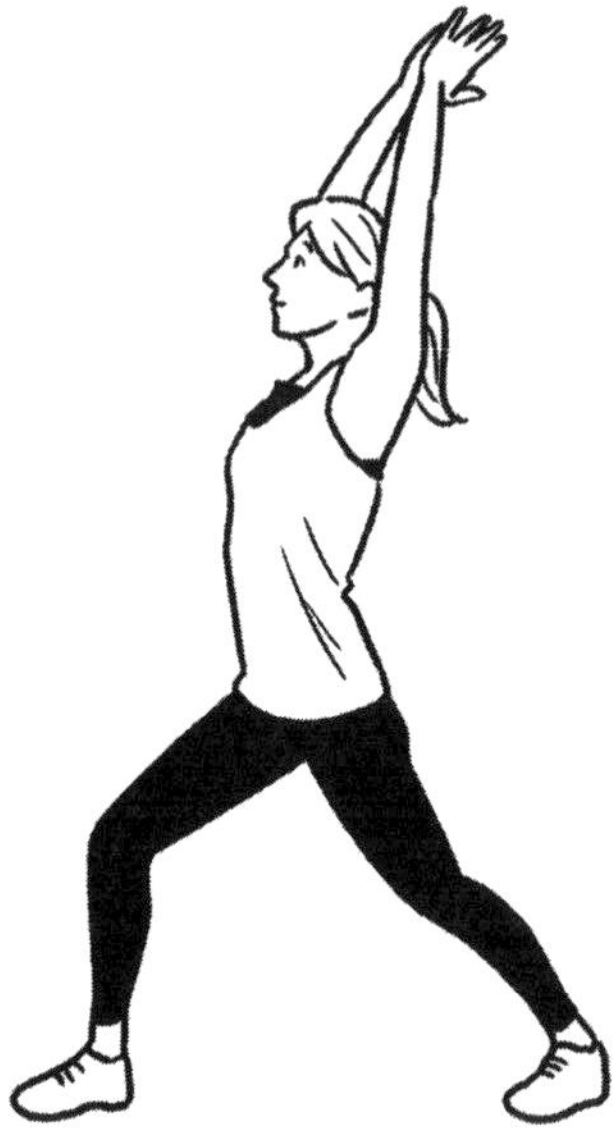

1

片方の膝を曲げ、もう一方の足は後ろに下げて伸ばす。アキレス腱を伸ばしながら、腕はまっすぐ上に上げて、頭上で掌を合わせる。背中は少し反らせて、目線は上。

ここに集中！

アキレス腱、背筋、肩甲骨まわり

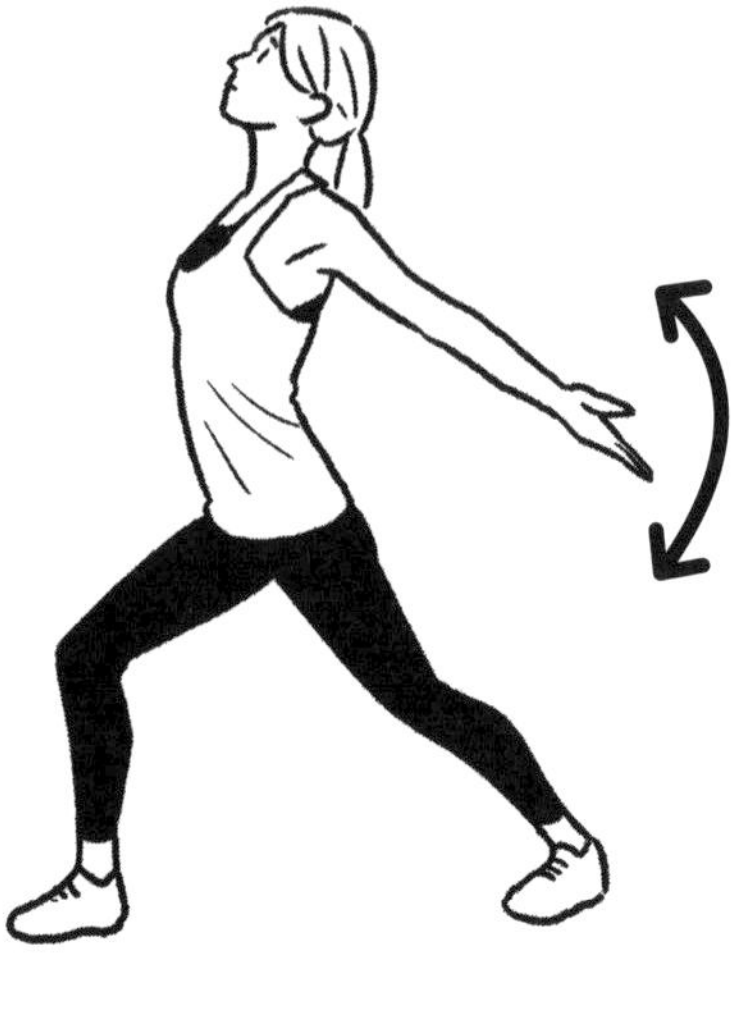

2

ゆっくり手を横に広げて、広げきったところで上下にパタパタ動かす。息を吐きながら前に体重をかけたり戻したりを10秒繰り返す。足をかえて1、2と同じ動きを行う。

動画でチェック！

木枯らしにもめげない体に

36 ぽかぽかゾウさん

29の「テニス8の字腹筋」と動きは似ていますが、ここでは体ではなくて、腕を中心に動かしてください。体に力は入れなくてOKです。ゾウさんのお鼻みたいに、腕をぐるぐる回して肩こりを解消、大きく動けばぽかぽかしてきます。

難易度

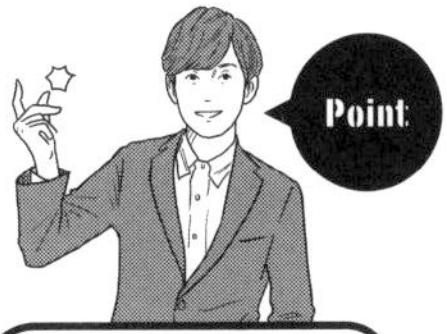

・最初は小さくてもいいので、綺麗な8の字を描きましょう。ちゃんと描けていないと、二の腕に効きません。慣れたらどんどん大きくしていきましょう。

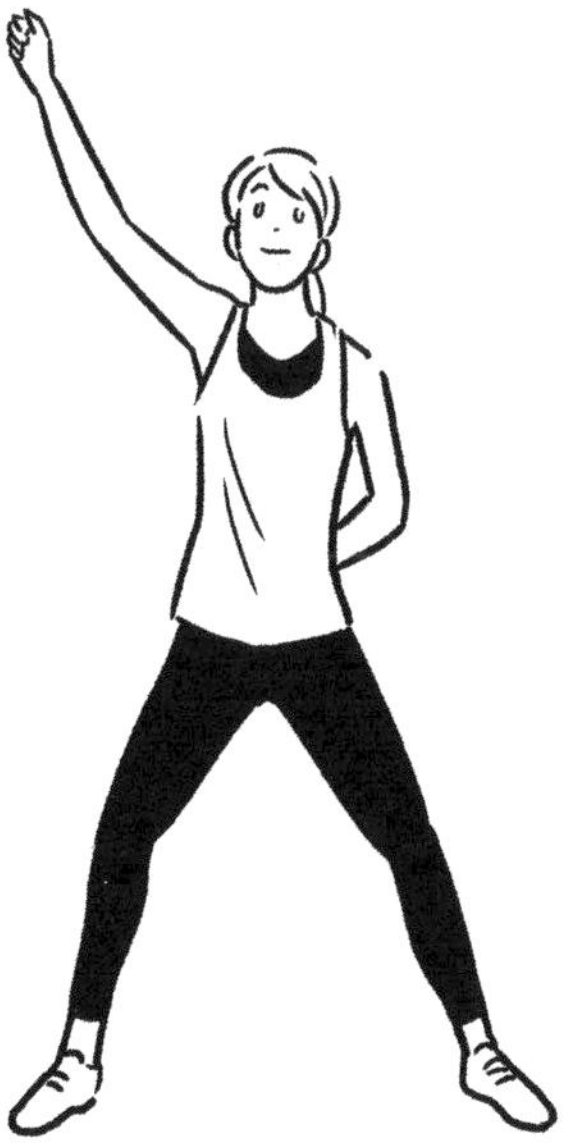

1

足を大きく開いて立ち、軽く拳を握って、頭上まで上げる。

ここに集中！

肩、二の腕

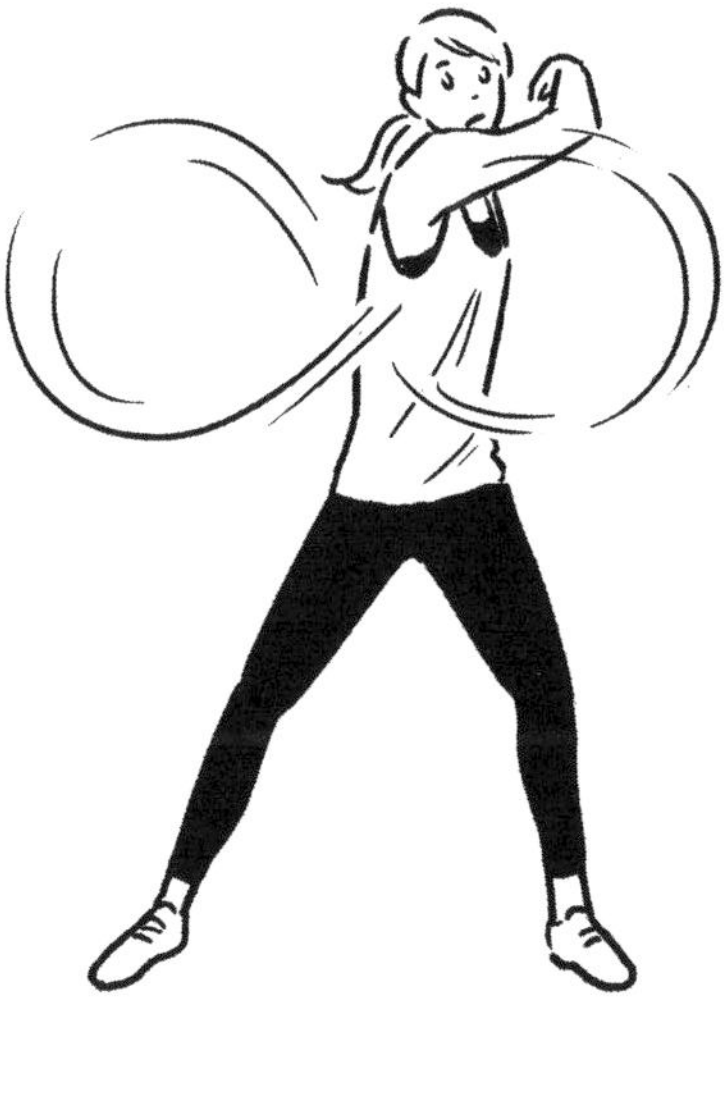

2

腕の力を抜いて、大きな8の字を腕で体の前に描く。ゾウが鼻を振っているイメージ。反対側の腕も同じように行う。

動画でチェック！

COLUMN 3

僕がストレッチを愛するようになるまで

僕は、小さい頃から本当に落ち着きのない子供だったそうです。たしかに座っている時も自分の腕を触っていたり、どこかしら体を動かしていた記憶はあります。自然と「体ってどうなってるのかな」と考えながら色んな筋を伸ばしてみたりして……思えばその頃からオリジナルストレッチを考える土台ができていたのかもしれません。

中学から高校までは野球部にいながら、水泳大会にまで出場するくらいのスポーツ三昧《ざんまい》の日々でした。大学でもスポーツ科学を学び、体の仕組みについても勉強していました。そして、22歳の時にスーパー戦隊シリーズ「炎神戦隊ゴーオンジャー」で俳優デビューしました。バク転やバク宙も習ったりと1年間アクション漬けの日々でした。それから居合いの稽古も始めて、気がつけばずっと体を動かしています。

観劇する時も登場人物の身のこなしに注目してしまいます。力ずくで勢いだけの動きではなく、効率的で無駄のない動きに感動する自分がいます。素敵な俳優さんほど動きが洗練されていて美しいです。その俳優さんの積み重ねてきた時間を感じることができます。

番組で毎日新しいストレッチを紹介するようになってからは、さらに拍車がかかりました。「歩く時に筋肉はこう動いているのか……歩幅をもっと大きくすればお尻などに負荷を分散させられそうだな。まんべんなく下半身の筋肉を刺激できて、長時間歩くのにも燃費が良いかも。綺麗な脚のラインを作るために……よし、足を広げた状態からのストレッチを作ってみよう」と、街を歩く人を見ているだけで新作ストレッチが浮かんできます。ストレッチを作るようになって、体を丁寧に動かせるようになりました。おかげですこぶる体調が良いです。

「羽鳥慎一モーニングショー」では毎日新作を紹介しています。この本に掲載されている動き以外にも、まだまだ独創的な動きが僕の頭の中にはありますよ。その点も含めて、天気コーナーを楽しんでいただけたら嬉しいです。

冬

winter

強風、大雪、乾燥……
厳しい季節

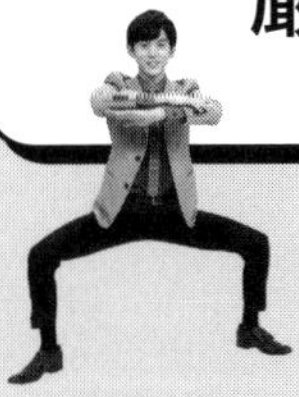

冬になると耳にする「西高東低型」

天気予報を見ていると、よく「冬型」という言葉を聞きませんか？　これは「西高東低の気圧配置」をいいます。具体的にいうと、日本の西側の大陸に高気圧、東側の海上に低気圧がある気圧配置です。

２０１６年1月24日の天気図を見てみましょう。1月ということもあり、この時期は各地かなり冷え込みます。それにしても、この日はすごいです。だって沖縄でも雪が降ったんですから。

おさらいになりますが、空気は高気圧から低気圧に向かって流れます。そして天気図に描かれる気圧の線が多いので、西と東の気圧の差が大きいということもわかります。

さて、このような場合、線が集中している周辺ではどんな現象が起こるのか、覚えていらっしゃいますか？　そうです、その通りです。強い風が吹くのです。さらにこの日の天気図で、大陸に表示されている１０７８ｈＰａ（ヘクトパスカル）という数字も、実は信じられない数字です。「ヘク

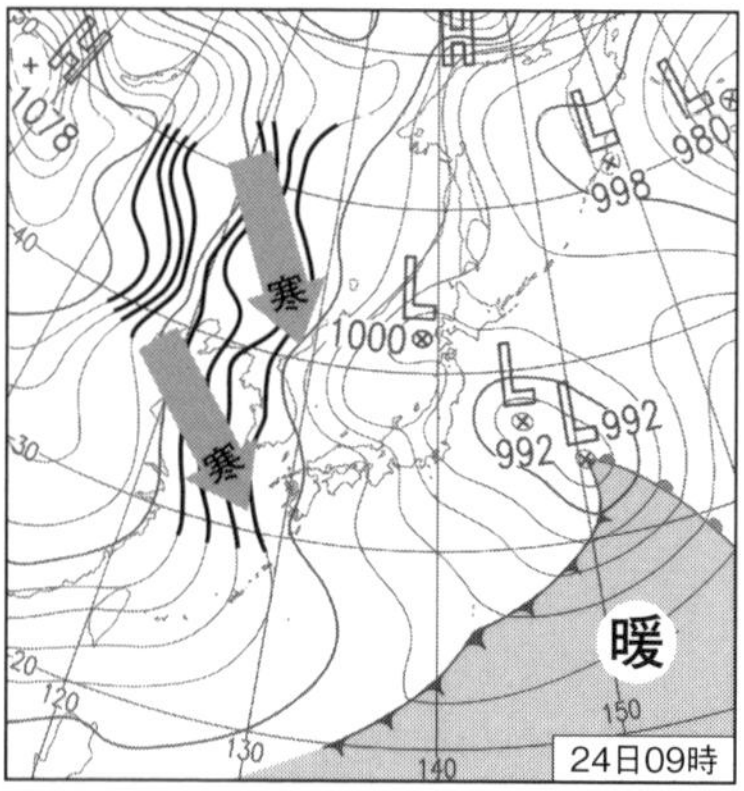

トパスカル」というのは、気圧の単位ですが、冬だとだいたい１０５０ｈＰａくらいが平均値です。気圧の線は４ｈＰａで1本ひかれますので、平均より28ｈＰａ多いということは、この線が7本増えるということ。ものすごく風が強いということが読み取れます。実際この日に沖縄県那覇市では最大瞬間風速26・８m/sを観測しました。これは「歩行中に転倒したり、店の看板やトタン板が外れ始めたりする」レベルの風です。大変危険で、とうてい外出などできない状態だったことがわかります。「冬型」は時に、このように恐ろしい風を巻き起こすのです。

「冬将軍」ってどなた？

冬型の気圧配置になると、寒さをもたらす寒気団「冬将軍」がやってきます。ずいぶん強そうな名前ですよね。１８１２年にナポレオンがロシアに侵攻した際に、厳しい寒さが原因で敗退したというエピソードがこの名前の由来になっているそうです。驚くべきことに、シベリア高気圧の中心付近では時に気温がマイナス30度以下となります。そりゃナポレオンも敗れるわけですよね。その寒気が非常に強い風によって、シベリアから日本に南下してくるんです。さすがにマイナス30度のまま日本に到達するわけではありませんが、日本列島を凍えさせるような寒気団としてやってくる、それが「冬将軍」です。

２０１６年1月24日はこの冬将軍がやってきて、沖縄・西日本を中心に、記録的な低温となりました。九州でも真冬日を観測したほどです。「真冬日」とは1日の最高気温が０度以下になる日をいいます。闘っている暇なんてありません。さっさとおうちに帰ったほうが良さそうです。

解けるのか、降るのか。予測が難しい関東の雪

日本海側と違って、関東で雪が降れば数センチの積雪でも、都市の交通機関は止まってしまう恐れがあります。気象予報士としては、関東で雪が降る2日前の段階でビシッと予測しないといけません。しかし、これがとても難しいのです。

関東で降る雪は、「南岸低気圧」によってもたらされます。これは文字通り日本の南岸を進む低気圧のことで、年間を通してそのような低気圧はいくつも発生していますが、冬の時期に限っては雪になる可能性があるので、注意喚起のために特別にそう呼んでいます。

２０１４年2月8日の天気図を見てみましょう。

この日は東京都心でも20センチを超えるドカ雪となりました。大陸からは高気圧が張り出してきており、そこに前日東シナ海にあった低気圧が日本の南岸を通って関東地方に接近してきている状況です。関東地方では高気圧と低気圧が接近しているため、気圧の線が狭くなっています。

それだけ空気同士がぶつかり合っているということです。
冬の海は暖かいですから、大陸からの冷たい空気と、日本の南の海上を通ってくる暖かい空気がぶつかって混ざり合い、雲が発生します。問題はその雲が雨になるか、雪になるかです。実は東京都心で、雨が降らないのに昼間に気温が0度近くまで下がることはほとんどありません。雨が降ることで、冷えて気温が下がるのです。

実際に雪が降り出す時は、雨が地上に辿りつくまでに凍って雪になるわけではありません。上空では雪の状態で降り始めたものが、地上に降ってくる途中で解けて雨になるのです。要は、上空の雪が解けるのか、そのまま降ってくるのか、その見極めがとても難しいのです。南岸低気圧がある状態で、地上から上空までの間に南風が入りすぎると雨になります。北風が入りすぎると冷たいので雪として降りやすいですが、南風より水分が少ないので雪の量としては少なくなります。まれにですが、この北風と南風のバランスによってドカ雪になる恐れがあるのです。

ね、難しいですよね？　このように関東で降る雪は仕組みが複雑です。しかしながら、正確な予報が求められますので、気象予報士は、冬を越える頃にはぐったりと疲れています。

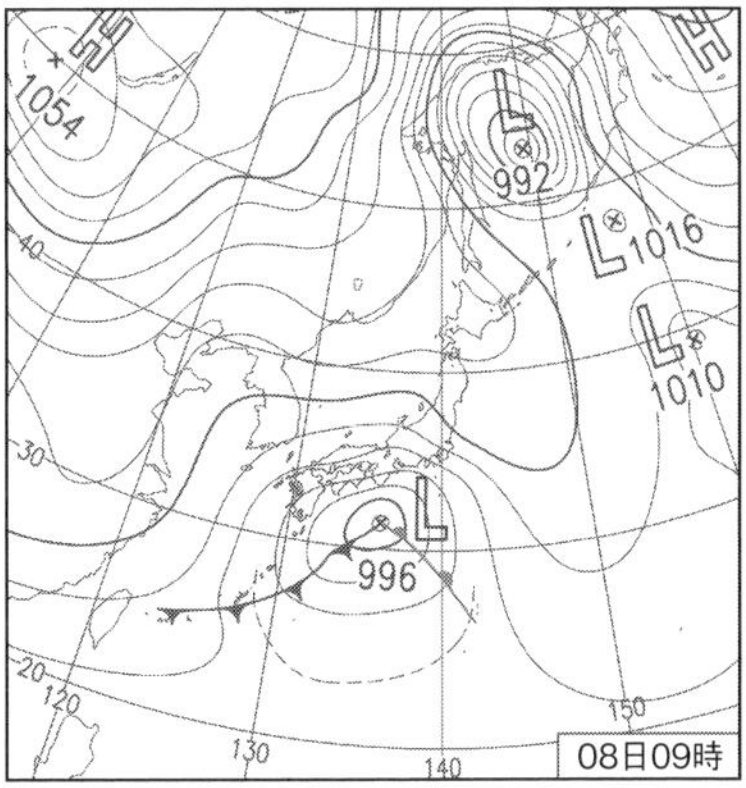

「お正月の空」のイメージで出身がわかる？

冬型の特徴は、日本海側と太平洋側とでは天気が大きく異なるという点です。それには日本列島の中央に連なる山脈が関係しています。

シベリアの冷たい空気が暖かい日本海の上を吹き渡る時、雲が発生します。それが日本海側の山に吹きつけると沢山の雪が降ります。山を越える頃には、空気中の水分は少なくなっています。雲もなくなって太平洋側では青空が広がるようになります。太平洋側ではお正月は晴れていることが多いですよね。それは、冬型の気圧配置になることが多いからなんです。逆に日本海側では雪が降る所が多いです。「お正月の空」のイメージをどのように持っているかで、その人が日本海側出身か、太平洋側出身なのかがわかります。

太平洋側では晴れることが多いですが、注意しなければならないこともあります。空気がとても乾燥しているのです。火事も起こりやすく、またウイルスも広がりやすくなります。そして、冬に忘れがちなのが、意識的な水分補給です。

水分不足になると、血液中の水分が減ってしまうので、なかに溶けている脂肪や糖の濃度が高まって、サラサラの血液がドロドロの血になり、血栓が生じてしまいます。これでは脳梗塞や心筋梗塞のリスクが高まります。温かい飲み物で体を温めながら、こまめに水分を補給していきましょう。ちなみに僕は、年中1日2リットルの水を飲むようにしていて、冬は白湯を飲んでいます。

肩こりで、思考に〝もや〟がかかる前に

37 指先パッチン胸筋

寒くなってくると、体を丸めてしまいがち。肩こりの原因にもなります。指先をはじいて温めながら、肩甲骨まわりを動かすストレッチで、冬の体のコリ、早めに対策をとりましょう。胸を開くので姿勢も良くなります。

難易度

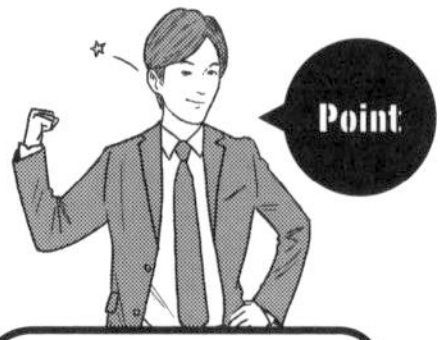

・顔は前を向いたまま、体も動かさないようにしましょう。

ここに集中！

胸、肩甲骨まわり

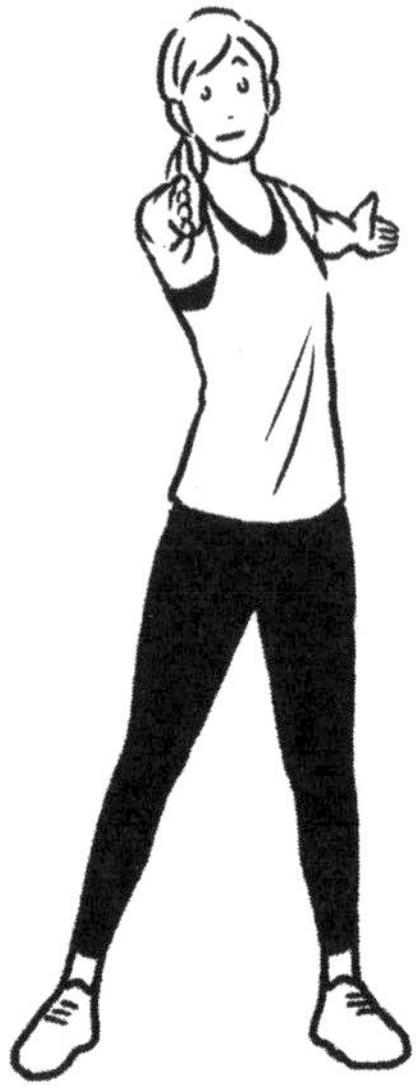

1

足を少し広めに開き、まっすぐ立って腕を前後に伸ばす。勢いよく後ろの腕を前方に振り、前の掌と指先まできちんと重なるようにパーンとはじく。

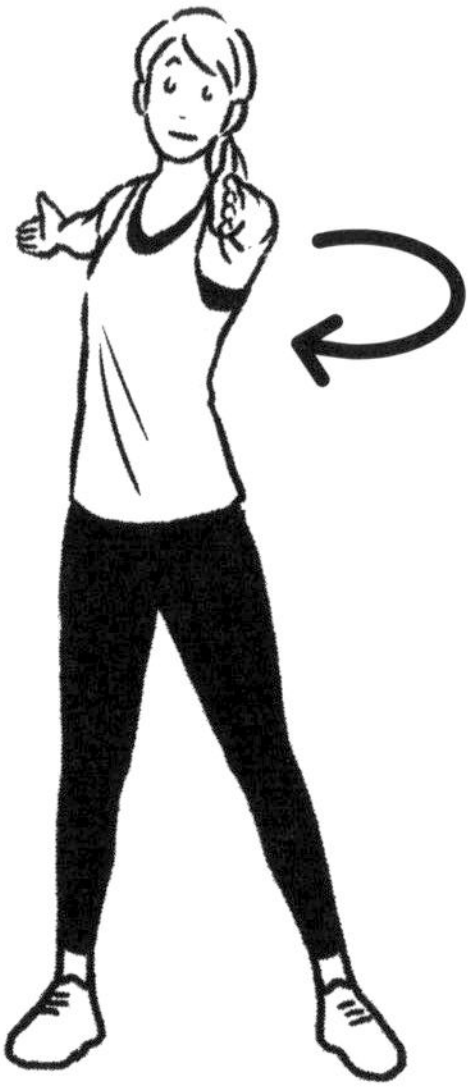

2

はじかれた方の腕は後ろに。同じ動きを左右10回ずつ繰り返す。

動画でチェック！

極寒をハイテンションで乗りきる!?

38 君もヒーローになれる！ 腕回し運動

大人になって、果たして自分は、かつて憧れたヒーローのようになれているんだろうか……。それならまずはカタチから入りましょう。ヒーローが現れたときの決めポーズ、お腹に力を入れて、やってみましょう！ 体も心も温まりますよ。

難易度

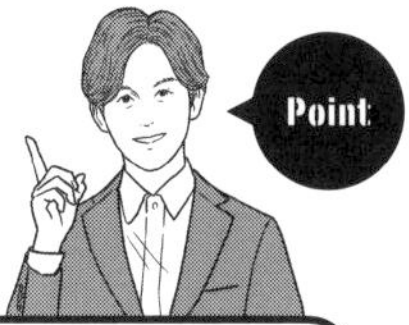

・腕の力を抜き、お腹主体で動いてください。腕を回している時は、脇のストレッチにもなります。

ここに集中！

脇、脇腹、腹筋

動画でチェック！

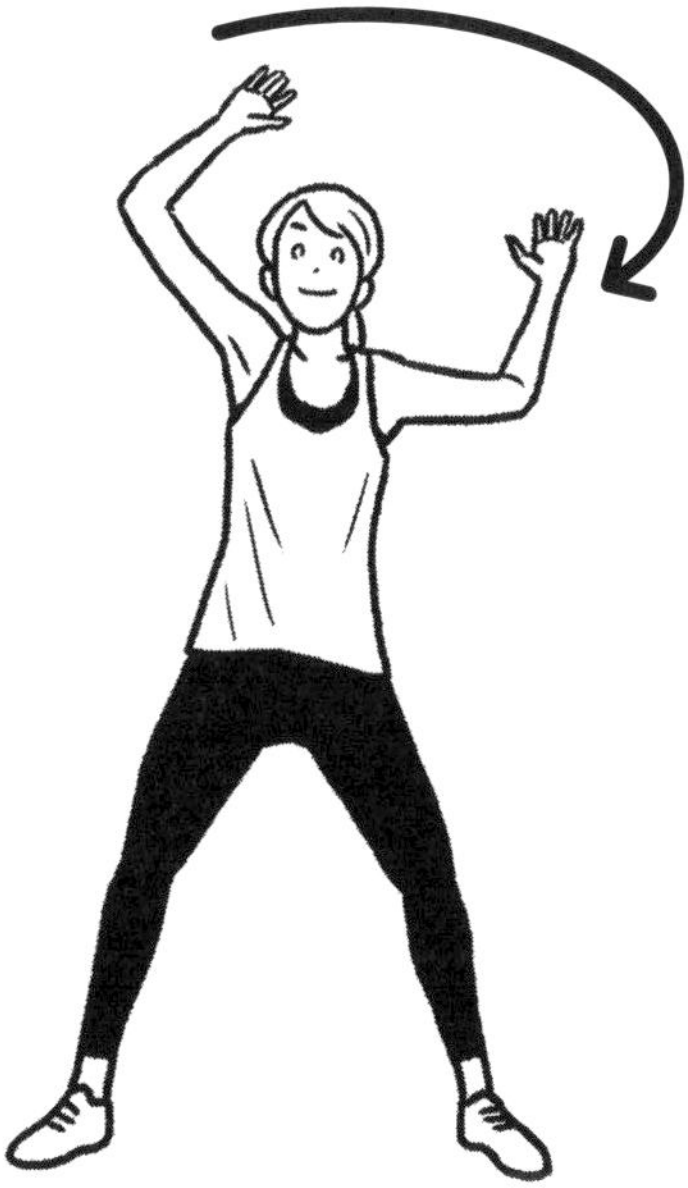

1

足を肩幅に開き、両腕を上げ、お腹を意識しながら、腕を大きく回す。

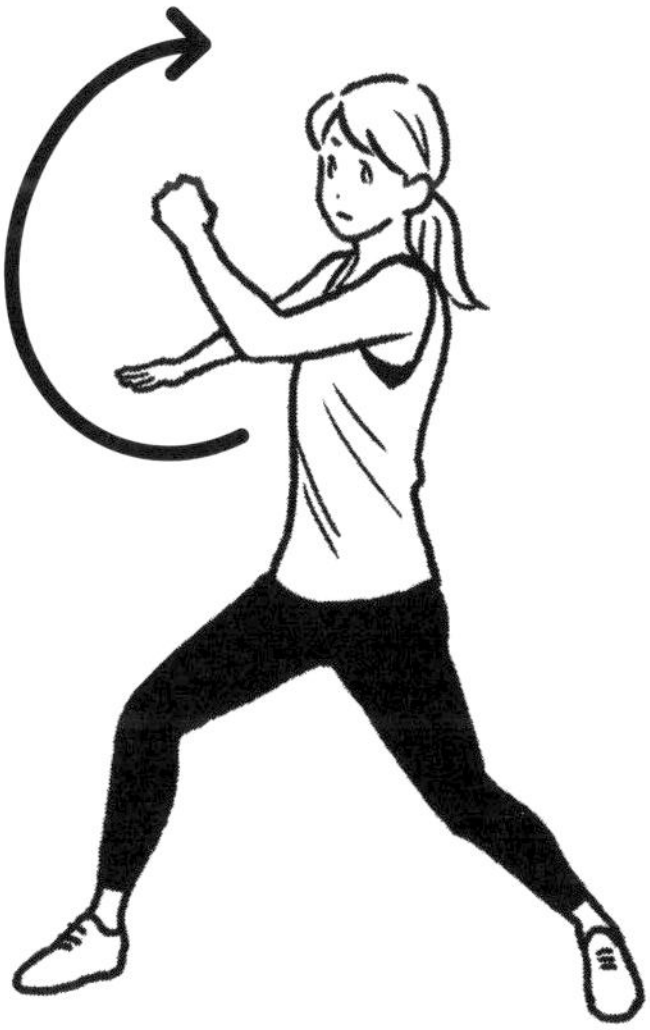

2

腕を回した勢いのまま、片方の腕を勢いよく前にバシッと出して止める。

凍える夜はエンジェルになれる!?

39 天使の羽

肩甲骨まわりのコリがなかなかほぐれないなら、こちらのストレッチをお勧めします。1、2回行っただけでも、肩まわりの血流がよくなってじんわり温かくなってくるのが感じられ、リラックス効果もあります。寝る前にもどうぞ。

難易度

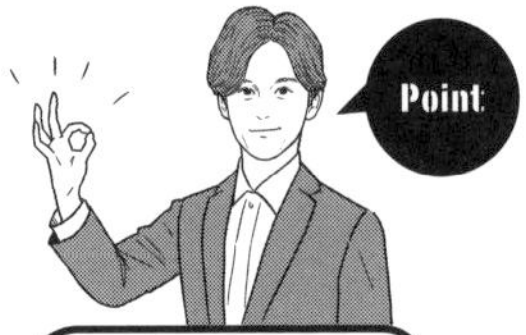

・ゴリゴリという肩甲骨の音がならない範囲で動かしましょう。
・ゆっくり丁寧に動かしましょう。

ここに集中!

肩甲骨まわり、背筋

動画でチェック!

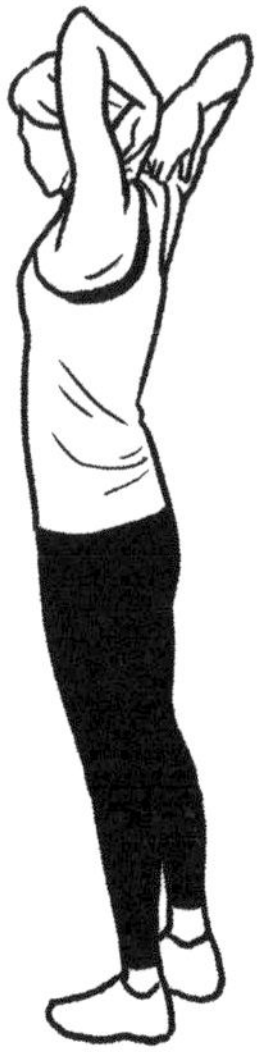

1

足を少し開いて立ち、ジェットコースターの肩からの安全バーを持つように両肘を曲げ、肩の前にもってくる。そのまま肩をゆっくり後ろに回す。

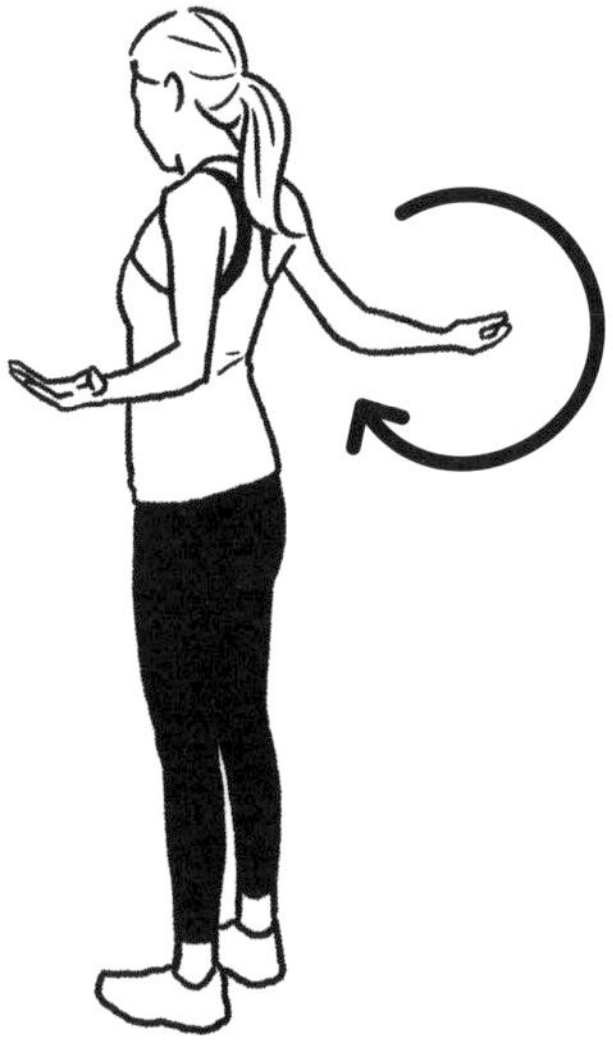

2

肩が回りきったところで肩甲骨が寄っている状態になる。そこで腕を広げ、肩甲骨を天使の羽のようにして肩から腕全体をパタパタ上下させる。

日照不足のストレスを発散

40 爪先クッションスクワット

足の筋を伸ばしながらも、スクワットができるストレッチです。少し難しいので、最初は足を上げずに、左右の足に体重をのせて移動させる動きから練習しましょう。その際に爪先の向きと膝の曲がる方向が平行になっているように注意してください。

難易度

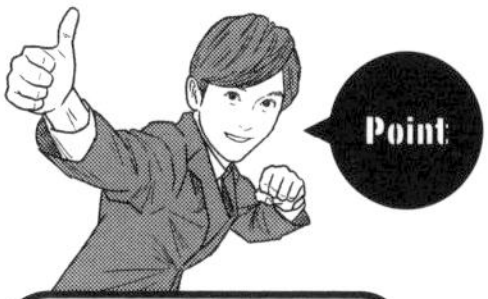

・ゆっくりと着地し、膝を曲げすぎないようにしましょう。
・難しい場合はテーブルなどに手をついてバランスをとりましょう。

ここに集中!

太もも

動画でチェック!

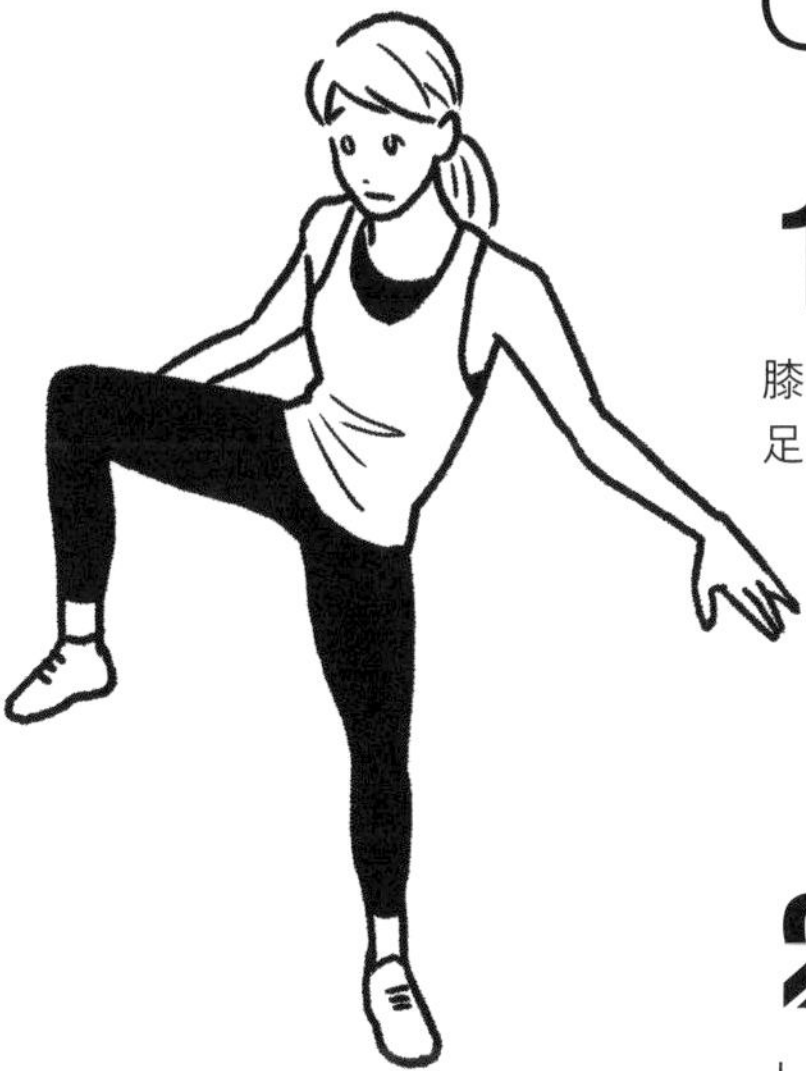

1

膝を曲げて片方の足を上げる。

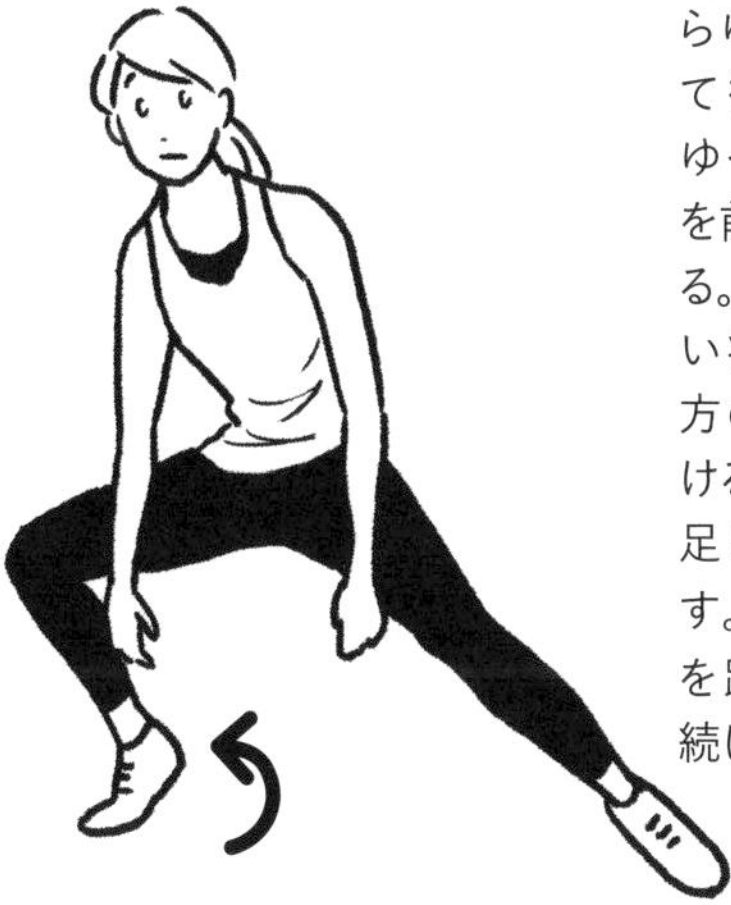

2

上げた足を、爪先からゆっくりと着地して衝撃を吸収し、ゆっくりと徐々に膝を前に出すようにする。かかとをつけない状態で着地した方の足に体重をかける。この時反対の足はまっすぐ伸ばす。この動きを四股《しこ》を踏むように左右続ける。

もう初冠雪!?　時よ止まれ!

41 手首ふりふり「待って〜」

年末、時の過ぎるのを止めたいくらい忙しいなら、「その納期待って」と体で止めにかかりましょう。そして、指を振りながら叫ぶ、あの美容家の決め台詞のように、手首を振って言いましょう。「待って〜」。

難易度

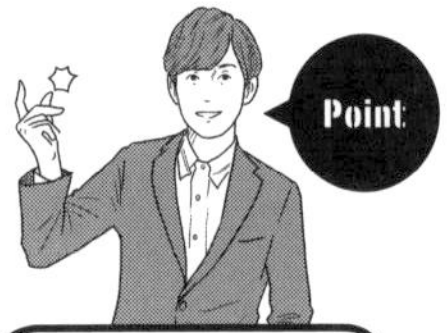

・腰を落として、手首を素早く動かすと、腹筋にも効きます。
・しっかり呼吸することも忘れずに。

ここに集中!

腹筋、肩、二の腕

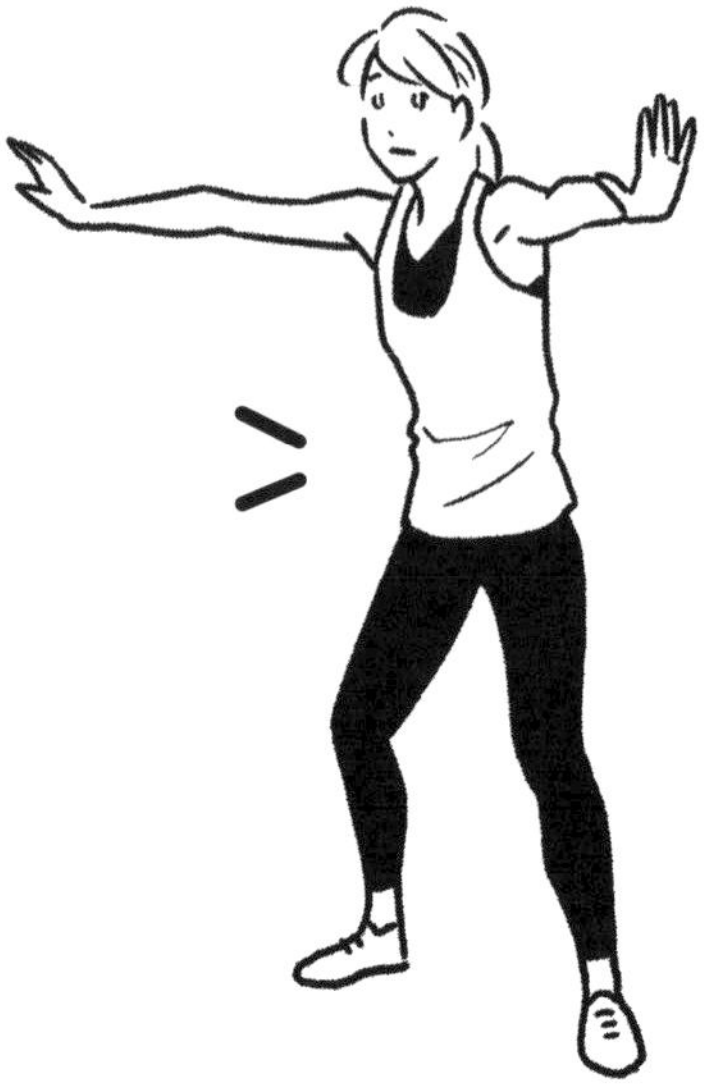

1

足を肩幅に開き、爪先を外側に向ける。「待って」と人を押し留めるように掌を外側に向けてしっかり腕を伸ばす。

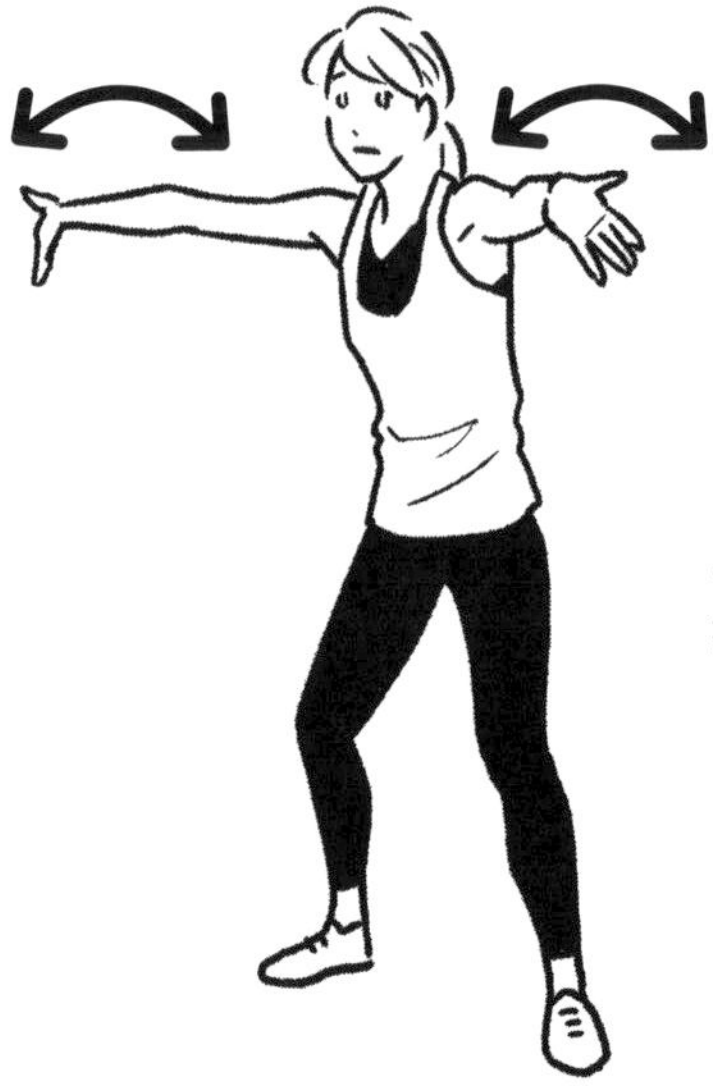

2

手を左右に10秒間振り続ける。

動画でチェック!

全力で動けば年末進行もどうにかなる!?

42 いやだいやだの横っ腹運動

「待って〜」と言っても止まらない年末進行。もういっそ駄々をこねましょう。この動きも足を大きく上げますから、ちゃんと爪先から着地することをこころがけてください。股関節にも効きますし、下の階にも迷惑がかかりません。

難易度

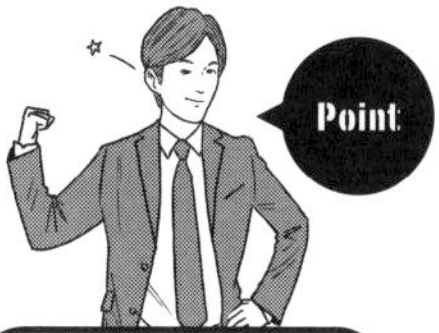

・足は前ではなく横に上げないと効果がありません。
・肩と肘のラインは平行を保ってください。

ここに集中!

腹筋、股関節

動画でチェック!

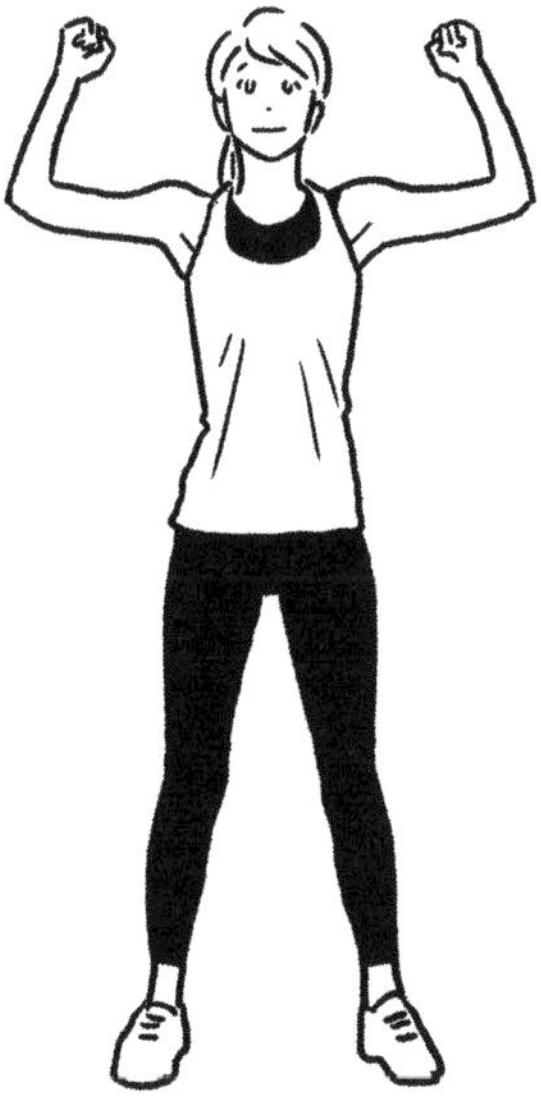

1

足を肩幅に開き、両肘を肩まで上げる。

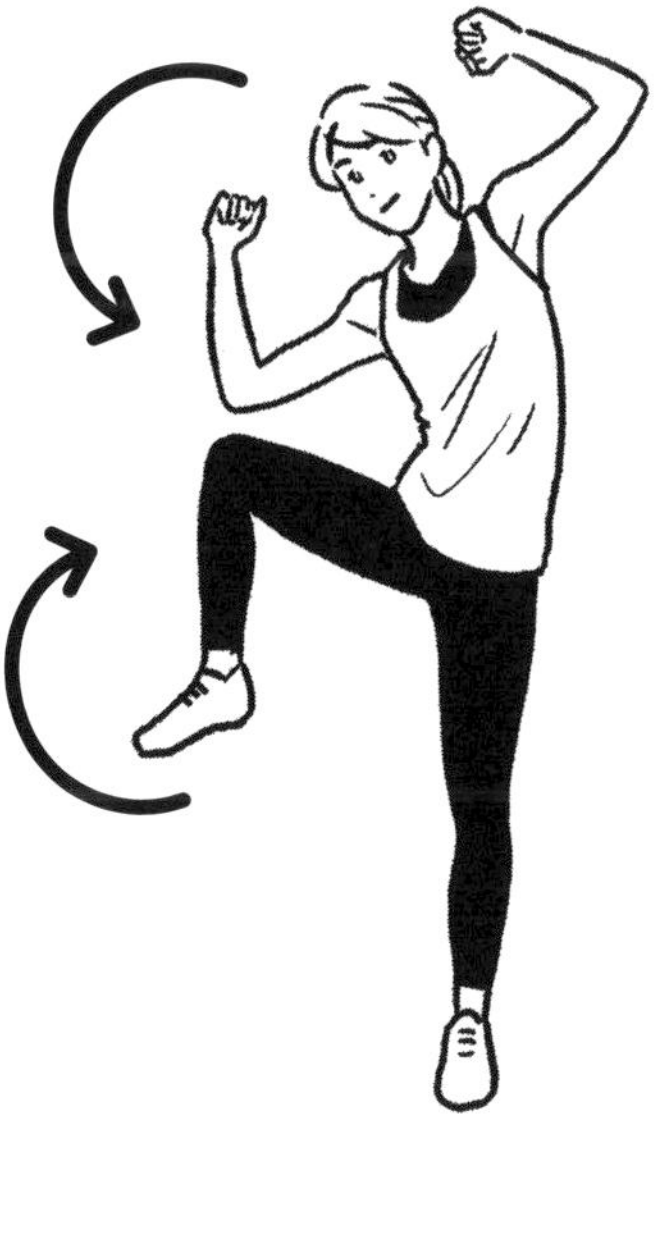

2

一方の膝を上げ、肘は下げ、一気に膝と肘を近づける。「いやだいやだ」と駄々をこねているように左右交互に行う。

真冬日、白い息を吐いて爽やかに挨拶を

43 お腹から「おはようございます」

毎日しているお辞儀だって、腹筋を意識すればトレーニングになります。冬は高カロリーの食事をとりがちですから、しっかりと鍛えていきましょう。朝の挨拶の前に、背筋を正して胸を開くと、1日が爽やかに始まります。

難易度

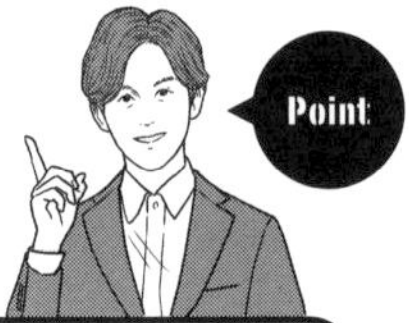

・息を大きく吸い「おはようございます」でお辞儀をする時に吐きましょう。
・顔を下げないで、相手の顔を見続けているイメージを持って行ってください。

ここに集中!

腹筋

動画でチェック!

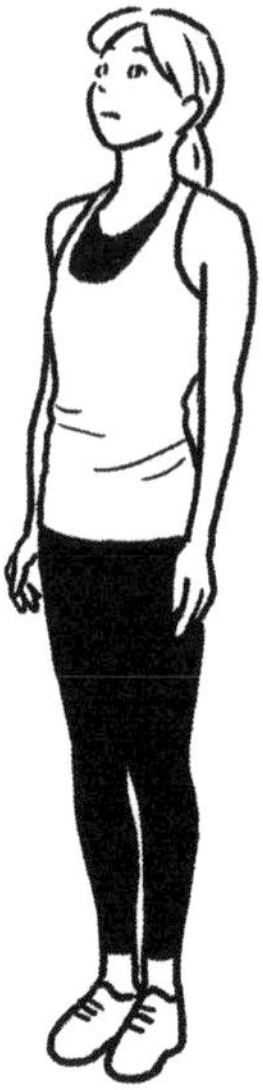

1

足を揃えてまっすぐ立ち、息を吸って胸を開き、前にいる背の高い人を見つめるように顎を上げる。

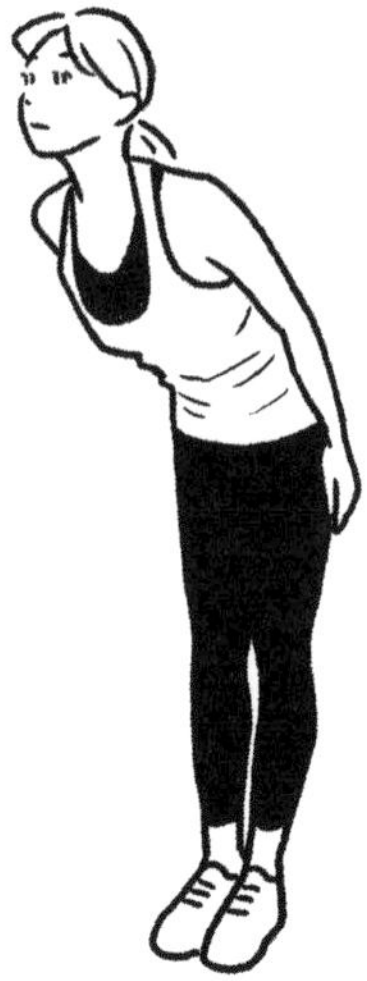

2

顔は下げずに、腹筋を意識しながら、勢いをつけて浅くお辞儀をする。「おはようございます!」。深くなる前に寸止めする。この動きを繰り返す。

北風にのせて、この思い今すぐ届け！

44 腹筋使って「お歳暮どうぞ！」

年末、お世話になった方に、お歳暮を差し出すイメージで行ってください。「おはようございます」の応用編です。投げているようなフォームですが、気持ち的には「遠方に住んでいる方に届ける」ということです。

難易度 ●●○○○

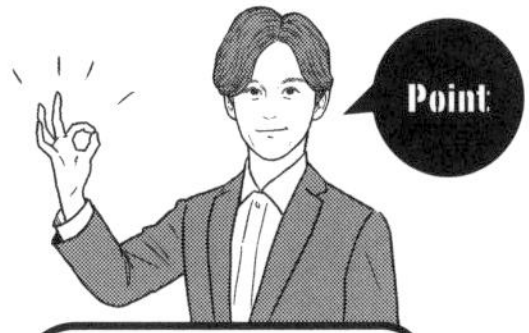

・手首をぶらぶらさせないこと。
・腹筋を使って放り投げる（届ける）イメージです。

ここに集中！

腹筋、二の腕

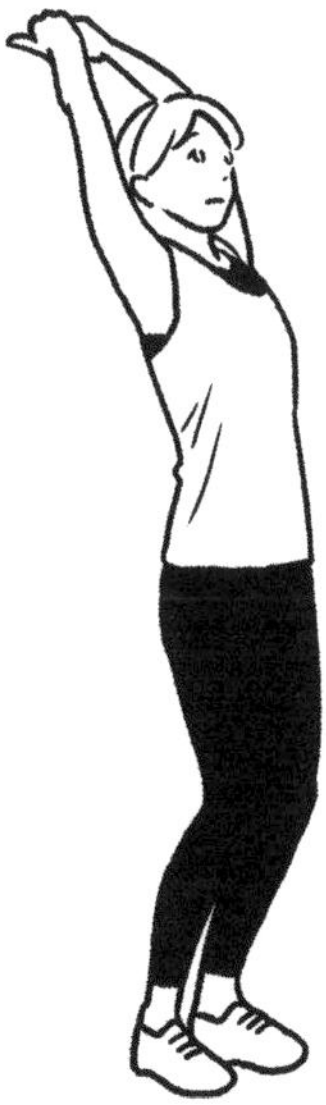

1

足を少し開いて立ち、息を吸いながら、腕を上げ背中を後ろに反らせる。

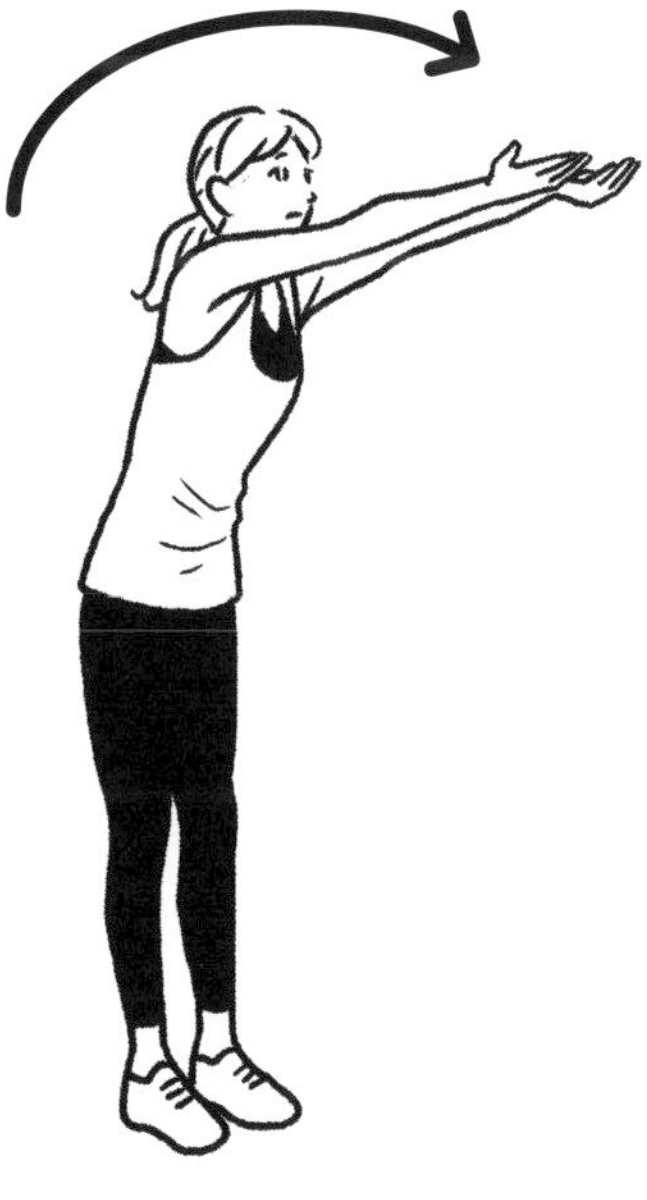

2

持っているものを遠くに放るイメージで息を吐きながら腕を前に出す。

動画でチェック！

脇腹を鍛えて寒さを緩ませる

45 窓拭き風の横っ腹ねじり

大掃除の時期、普段あまりしない窓拭きもきちんとしましょうね。巨大窓拭きワイパーになったつもりで、体を大きく動かしましょう。脇腹に効いてくるので、ウエストを絞りたい方はぜひ続けてくださいね。

難易度

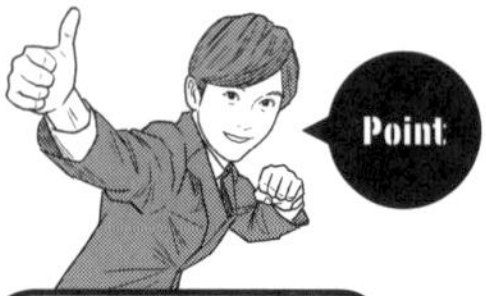

・先にお腹が動き、それに腕がひっぱられるイメージ。
・お腹で8の字を描くように動かしましょう。

ここに集中!

腹筋、腰、お尻、太もも

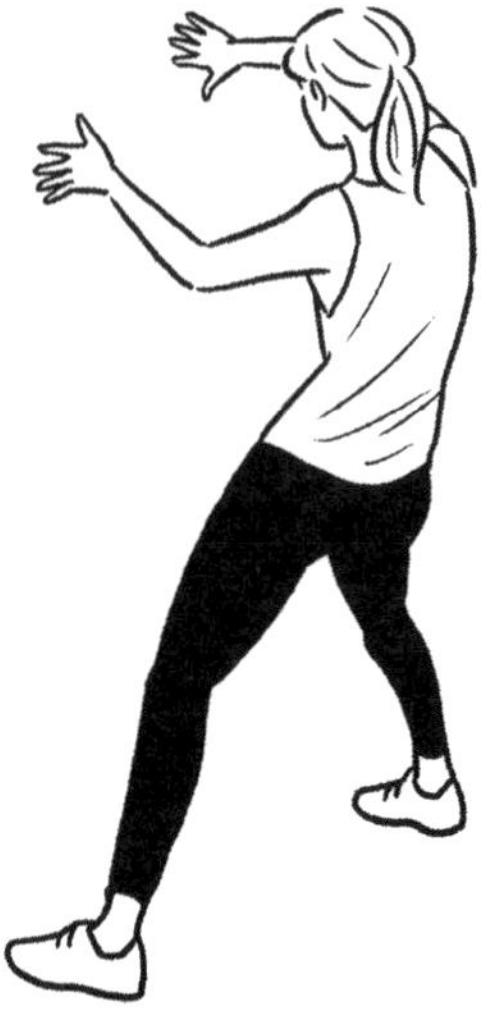

1

足を大きく開いて膝を曲げて立ち、手は大きい雑巾を押さえているようなイメージで広げ、お腹に力を入れる。

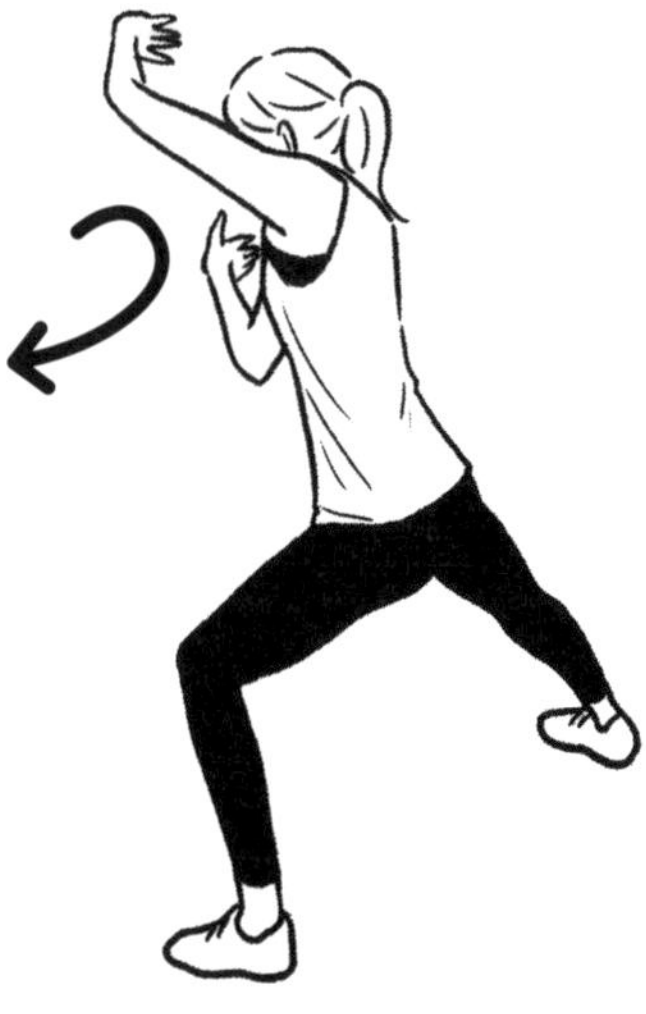

2

大きな雑巾で窓を拭くような要領で、腕と腰を左右に動かす。

動画でチェック!

片付けの嵐でモノがなくなるなら!?

46 探しモノして美尻トレ

大掃除をすると、逆に散らかってモノを失くす、なんてことも多々あります。「どこかな〜」とスクワットでゆっくり周囲を見渡しながら、足を伸ばせばお尻の筋肉に効いてきます。慣れてきたら腰をもっと深く落として負荷を上げていきましょう。

難易度

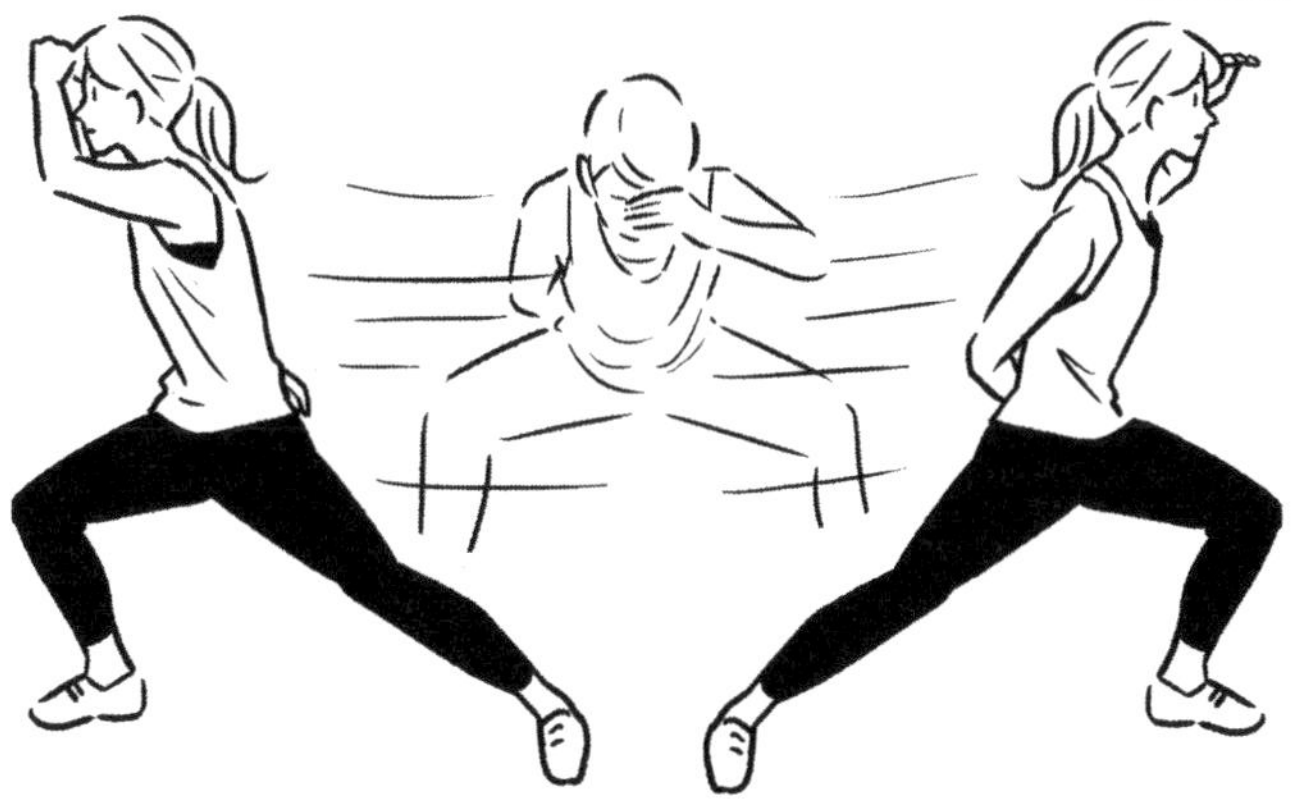

1

足を大きく開き、腰をスクワットで下げた状態で、片方の足を伸ばす。上体を曲がっている足の方にねじる。

2

上体を振り子のように動かして反対側へ体重移動。「どこかな〜?」と探し物をしているようにゆっくり動かす。体重のかかっていない方の足はかかとを浮かせる。

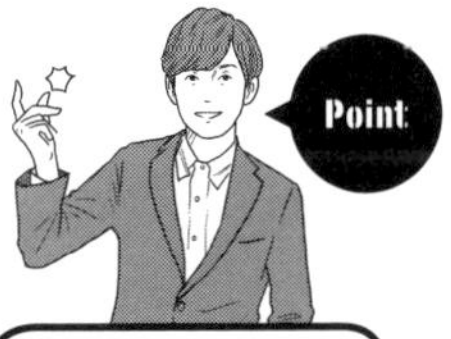

・胴が真ん中に来た時に腰をさらに落としひねりをきかせてください。
・体重がのっていない方の足はなるべくまっすぐ伸ばしましょう。

ここに集中!

太もも、お尻

動画でチェック!

一気に体温が上昇!?　難易度MAX!!

47 スピードスケーター

スピードスケートをテレビで見ていると、そのフォームをマネしてみたくなりますね。なら、やってみましょう。頭が固定されず動いてしまっては意味がないので、しっかりと胴を意識しましょう。これはすっごくきついです。

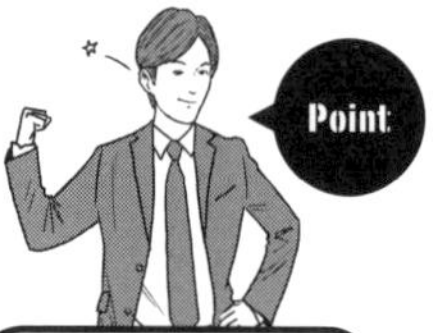

・膝の位置と頭の位置はずっと一定を保ってください。頭が動かないように腹筋と胴全体を意識しましょう。

ここに集中!

太もも、お尻、腰

動画でチェック!

難易度

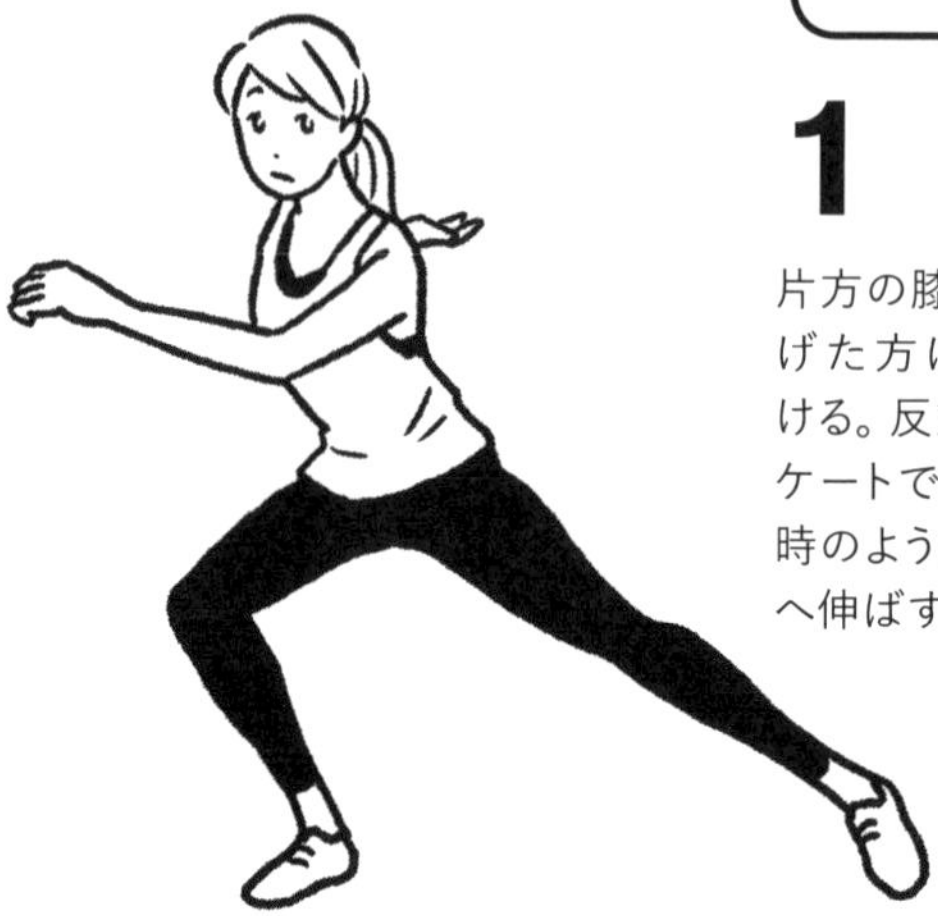

1

片方の膝を曲げ、曲げた方に体重をかける。反対の足はスケートで滑っている時のように斜め後ろへ伸ばす。

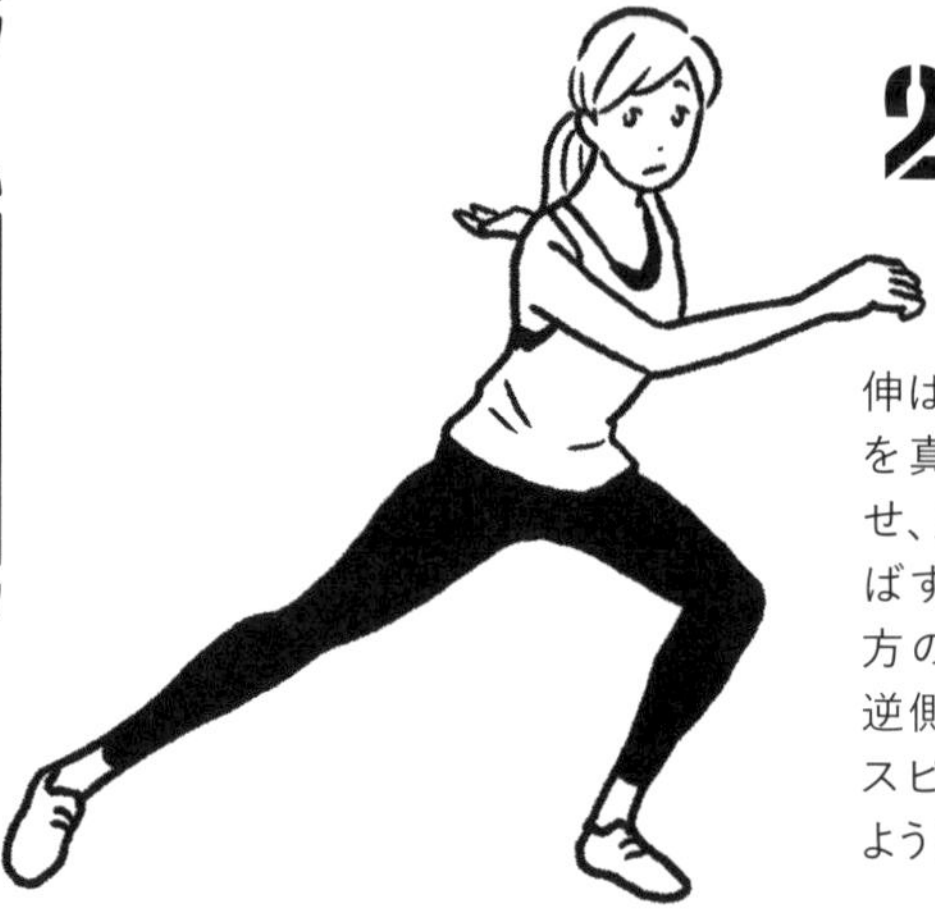

2

伸ばしていた方の足を真ん中に移動させ、反対側の足を伸ばす。伸ばしている方の足にあわせて逆側の手も伸ばし、スピードスケートのように腕を動かす。

明日も晴れるかな？

48 お空を見ながら深呼吸

さぁ、ストレッチ48種、いかがでしたか？　最後はゆっくり深呼吸をして終わりましょう。明日の天気はどうなるかな？　目線を上に、冬の澄んだ空を見ながら行いましょう。一気に肩まわりの血流も良くなってスッキリしますよ。

難易度

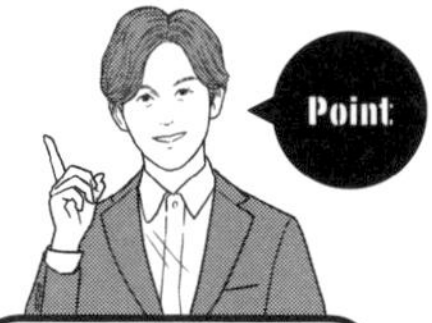

・胸が開いていれば肘は曲がってもかまいません。
・腕を広げる時に、ゆっくり息を吐きましょう。

ここに集中！

肩、肩甲骨まわり

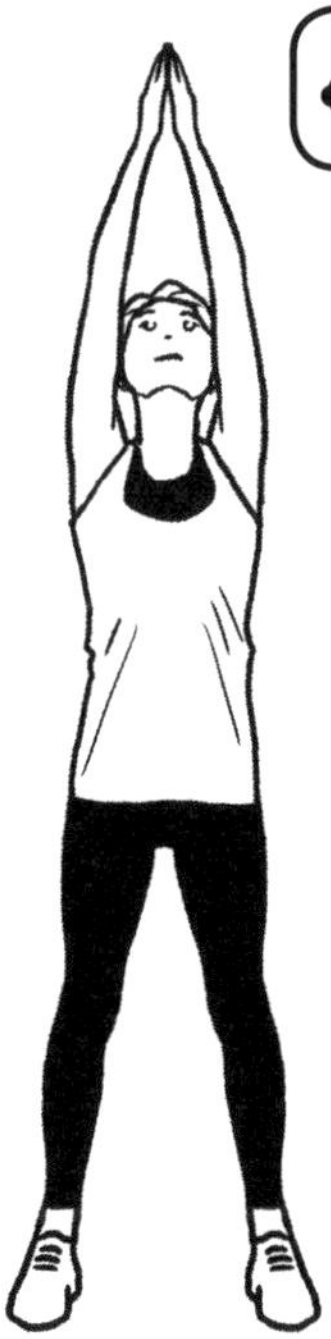

1

足を肩幅に広げて立ち、息を吸いながら腕を伸ばして頭の上で掌を合わせる。

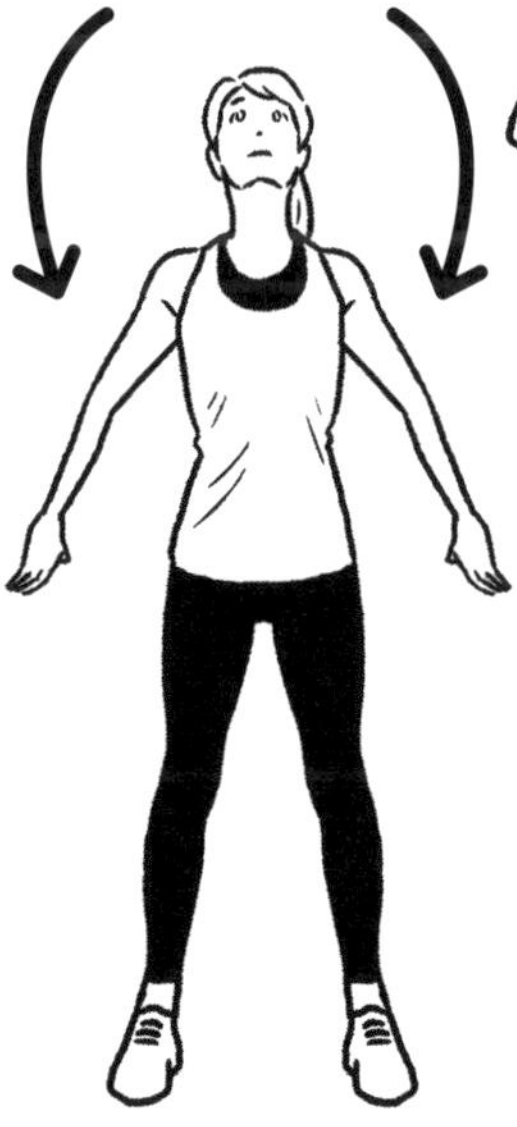

2

掌を合わせた状態から、息を吐いて腕をだんだん広げていき、肩甲骨がゴリッといったところでストップ。また上にゆっくり戻し、この動きを繰り返す。

動画でチェック！

COLUMN 4

今さら聞けない!?

お天気用語ミニ事典

しっかり理解すれば天気予報がもっとわかりやすくなりますよ!

エルニーニョ現象

太平洋東部の熱帯の海域において、海面水温が平年より高くなり、その状態が1年程度続く現象。

ラニーニャ現象

エルニーニョとは反対に、太平洋東部の熱帯の海域において海面水温が平年より低い状態が続く現象。

※エルニーニョ現象やラニーニャ現象のように、海面水温の暖かい場所が移動することで、雨雲の発生する場所も変わります。上昇流や下降流の位置もズレて、日本はもちろん、地球全体の大気の循環に影響を及ぼすと言われています。

木枯らし1号

秋から冬へと変わる時期に、初めて吹く北よりの強い風。「木枯らし1号」と呼ばれるには「冬型の気圧配置であること」「近畿地方では北よりの風」「東京地方では西北西から北の風」「最大風速8m/s以上」が条件。これが吹くと日本海側は雪が降りやすくなる。

線状降水帯

複数の積乱雲が帯状に組織化したもの。数時間停滞し、局地的に豪雨災害をもたらす。梅雨に多く発生する。

時間帯

「夕方」「朝」「昼前」「昼すぎ」のような言葉は、天気予報では時間帯が定義されている。きちんと覚えれば、雨の降る時間、晴れている時間がより正確にわかるように。

未明=0:00〜3:00
明け方=3:00〜6:00
朝=6:00〜9:00
昼前=9:00〜12:00
昼過ぎ=12:00〜15:00
夕方=15:00〜18:00
夜のはじめ頃=18:00〜21:00
夜遅く=21:00〜24:00
※日中=9:00〜18:00/夜=18:00〜24:00

「台風」につく形容詞の意味

強い台風=風速33m/s〜44m/s未満
非常に強い台風=風速44m/s〜54m/s未満
猛烈な台風=風速54m/s以上

夏日
最高気温が25度以上の日

真夏日
最高気温が30度以上の日

猛暑日
最高気温が35度以上の日

熱帯夜
夜間の最低気温が25度以上のこと

冬日
最低気温が0度未満の日

真冬日
最高気温が0度未満の日

おわりに

気象予報士になろうと思った最初のきっかけは、東日本大震災でした。放送されるはずだったドラマはなくなり、映画の撮影も中止になり、娯楽は平和じゃないと成り立たないことを痛感したんです。役者として届けたいはずの「何か」は、毎年のように起きる自然災害を前にすると、いつも簡単に取り上げられてしまいます。テレビに映し出される災害の様子をただ眺めることしかできなくて、その虚しさを知っているから、今の僕がいます。

役者としてだけでなく、人の役に立てる人間になりたいと思うようになりました。僕にとっての芝居は「想いを伝える」ことです。役を演じることだけではありません。なので天気予報を伝えることも、これまでの僕と変わらないと思っています。

「気象予報士の勉強をする」と両親に伝えると、普段は口数の少ない父がその時だけは違いました。

「それは、本当に素晴らしいことだな」

どこか嬉しそうな顔をしていました。最初は戸惑いましたが、その笑顔はどこまでも僕を後押ししてくれました。気象予報士試験は想像以上に難しくて、父の一言がなければすぐに挫けていたと思います。

気象予報士の僕を見ることなく、父は天国に行きました。病院のベッドで懸命に生きようとしている父のそばで、僕は気象用語を書き込んだ単語帳をぼんやり眺めていました。今でもたまに思い出します。父を助けることもできず、試験勉強のために役者の仕事もセーブしていた当時の僕は、もはや何者でもなかったような気がします。

２０１９年１月、僕は試験会場にいました。なんの偶然でしょうか。試験会場は父の母校でした。感傷に浸る余裕はなく僕は単語帳を見ていました。不安でした。人生が懸かっていましたからね。職業柄、緊張との向き合い方は理解しているはずなのに、この時ばかりは手の震えが止まらないんです。

問題用紙を見ると、なんの偶然でしょうか。題材となった天気図の日付が父の命日でした。こんなことってありますか？　試験直前に涙が止まりません。だって生涯、忘れることのない天気ですから。背中に父をたしかに感じました。応援されているんだと気づいて、不安は勇気に変わりました。泣きながらがむしゃらに問題を解いたのは初めてです。

よくよく考えてみると、問題には日付しか書かれていないので、あの天気図は父が亡くなった年のものかどうかはわかりません。出題内容も東京出身の僕が知るよしもない九州の天気で、問題用紙をめくるたびに違う意味で泣けてきたんですよね。それでも、父を感じたのはたしかなことです。

そして僕は現在、お天気キャスターをしています。

天気予報は、時として人の命に関わります。危険が迫っていることが伝わらなければ意味がありません。どうすればもっと沢山の方に届くのか、試行錯誤の毎日です。

ある日のことです。ワンポイントストレッチをしていたら、僕よりも激しく動いている人影がありました。テレビ画面に映っていないのにキレ味抜群に動いています。

玉川さんでした。番組内で難しい問題に対して強い信念を持って切り込んでいる玉川さんが、なんと笑顔で舞い踊っているんです。今となってはみんなでストレッチをするのが当たり前ですが、最初は違います。現場の誰もが言葉を失い、頭を抱えました。この姿、お茶の間に届けてもいいのだろうか……。

翌日から玉川さんの勇姿が全国に届くことになります。やがて、みんなでストレッチを楽しむことになるのでした。

どんな時も見てくれる人のために、真剣に話す羽鳥さんの姿から、僕は大切なことを教わっています。一生懸命に取り組むことで、視聴者のみなさんに「何か」を届けているんです。それは、僕がずっと憧れていたものでした。

ありがたいことに「かたおか天気ショー」を楽しみにしてくれている人も増えました。こうして本を出すこともできました。羽鳥さんをはじめ出演者、スタッフの皆さんのおかげです。深く感謝を申し上げます。

さぁ、そろそろ立ち上がりましょう。そのまま10秒間、ストレッチしませんか？　好きな音楽をかけて、本の中にあるストレッチを選んで、毎日続けてみてください。毎日たった10分で心と体は変わります。人生も変わります。本当です。ストレッチで僕の人生は変わりました。それが何よりの証明です。

２０２１年２月　片岡信和

羽鳥慎一モーニングショー

テレビ朝日系全国26局ネット

毎週月～金曜　あさ8時～放送

キャスター　羽鳥慎一　アシスタント　斎藤ちはる

気象病監修

佐藤 純

医師・医学博士。愛知医科大学医学部学際的痛みセンター客員教授。中部大学教授。日本慢性疼痛学会認定専門医。1958 年、福岡県久留米市生まれ。東海大学医学部卒業後、名古屋大学大学院医学系研究科で疼痛生理学、環境生理学を学ぶ。同大学教授を経て、現職。2005 年より、愛知医科大学病院痛みセンターにて、日本初の気象病外来・天気痛外来を開設。

ストレッチ監修

岡田 隆

日本体育大学准教授、理学療法士。1980 年、愛知県生まれ。専門はトレーニング科学、アスレティックリハビリテーション。筋肥大と除脂肪 (減量)、体幹筋群と腰痛を主な研究テーマとしている。日本オリンピック委員会強化スタッフ (柔道、ボディビル)、柔道全日本男子チーム体力強化部門長。2016 年リオデジャネイロオリンピックでは、史上初となる柔道男子全階級メダル制覇に貢献。骨格筋評論家として「バズーカ岡田」の異名でテレビ、雑誌等多くのメディアで活躍中。著書多数。

ブックデザイン　望月昭秀、林真理奈（NILSON）

イラストレーション　林田秀一

撮影　米玉利朋子（G.P.FLAG inc）

構成　安井桃子

動画制作協力　Ayumi Ohno

DTP　美創

マネージメント　花岡紫子（MYS）

エグゼクティブプロデューサー　谷口元一（ケイダッシュ）

※本書で紹介するストレッチは、番組で紹介したストレッチにアレンジを加えて掲載・動画に収めております。

※本書のメソッドは著者独自のものであり、効果・効能には個人差があります。事故やトラブルに関して責任を負いかねますので、あくまでもご自身の体調や体力などに合わせて、無理のない範囲でご活用ください。

〈著者プロフィール〉
片岡信和（かたおか・しんわ）
1985年東京都生まれ、中央大学卒業。2006年に芸能界入りし「炎神戦隊ゴーオンジャー」（テレビ朝日系）で本格的に俳優デビュー。ドラマ、映画、舞台、ラジオパーソナリティーなど多方面で活躍。2019年に気象予報士試験に合格し、2020年の春より「羽鳥慎一モーニングショー」のお天気キャスターに。
Blog : ameblo.jp/shinwakataoka/
Instagram : @shinwakataoka、@otenkistretch
Twitter : @ShinwaKataoka

かたおか気象予報士の
毎朝10秒！ 楽しく
「お天気ストレッチ」

GENTOSHA

2021年3月15日　第1刷発行
2021年4月15日　第5刷発行
著　者　片岡信和
　　　　テレビ朝日「羽鳥慎一モーニングショー」
発行人　見城 徹
編集人　菊地朱雅子
編集者　三宅花奈

発行所　株式会社 幻冬舎
　　　　〒151-0051　東京都渋谷区千駄ヶ谷4-9-7
電話　03(5411)6211(編集)
　　　03(5411)6222(営業)
振替　00120-8-767643
印刷・製本所　株式会社 光邦

検印廃止

ISBN978-4-344-03764-9　C0095
幻冬舎ホームページアドレス　https://www.gentosha.co.jp/

この本に関するご意見・ご感想をメールでお寄せいただく場合は、comment@gentosha.co.jpまで。